W0255197

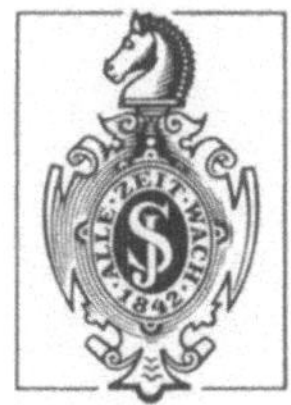
ALLE ZEIT WACH
1842

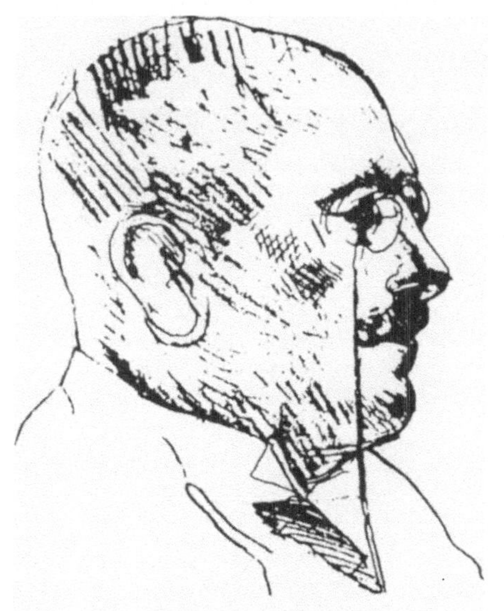

Aloys Alzheimer
(14. 6. 1864 – 19. 12. 1915)

K. Maurer R. Ihl L. Frölich

Alzheimer

Grundlagen, Diagnostik, Therapie

Mit 25 Abbildungen, teils in Farbe
und 16 Tabellen

Springer-Verlag
Berlin Heidelberg New York London Paris
Tokyo Hong Kong Barcelona Budapest

Prof. Dr. med. K. Maurer
Dr. med. L. Frölich

Psychiatrische Universitätsklinik
Füchsleinstraße 15
D-97080 Würzburg

Dr. med., Dipl.-Psych. R. Ihl

Rheinische Landes- und Hochschulklinik
Psychiatrische Klinik der Heinrich-Heine-Universität
Bergische Landstraße 2
D-40629 Düsseldorf

ISBN-13: 978-3-540-56932-9 e-ISBN-13: 978-3-642-84979-4
DOI: 10.1007/978-3-642-84979-4

CIP-Titelaufnahme der Deutschen Bibliothek

Maurer, Konrad: Alzheimer: Grundlagen, Diagnostik, Therapie / K. Maurer; R. Ihl; L. Frölich. - Berlin; Heidelberg; New York; London; Paris; Tokyo; Hong Kong; Barcelona; Budapest: Springer, 1993

NE: Ihl, Ralf:; Frölich, Lutz:

Softcover reprint of the hardcover 1st edition 1993

Satz und Druck: Ernst Kieser GmbH, Neusäss
Einband: J. Schäffer, Grünstadt

25/3130-5 4 3 2 1 0 – Gedruckt auf säurefreiem Papier

Vorwort

Hätte man vor wenigen Jahren ein Buch mit dem Titel »Alzheimer« publiziert, wäre es Gefahr gelaufen, unbeachtet in einem Bücherregal zu »verstauben«. Ganz anders die Situation jetzt, 1993. Ein Großteil der Bevölkerung ist gut darüber informiert, daß der erfreuliche Zugewinn an Lebensspanne den Wermutstropfen einer Minderung und später eines Verlustes von Denkfähigkeit und Gedächtnis in sich trägt. Viele Menschen sind beim Auftreten von Gedächtnisstörungen im Alter sogar so stark beunruhigt, daß sie unter der Befürchtung, an einem »Alzheimer« zu leiden, den Hausarzt oder den Nervenarzt aufsuchen. Im Rahmen dieser Entwicklung und der evidenten Bedrohung der Lebensqualität im letzten Lebensdrittel durch »Demenzen« war es angebracht, in kurzer und verständlicher Form nicht nur Ärzten, Pflegekräften und Sozialarbeitern, sondern auch Familienangehörigen und Bezugspersonen von Alzheimer-Kranken das derzeit verfügbare Wissen über die Erkrankung verfügbar zu machen.

Fachkundige werden in Kapiteln wie »Diagnostik«, »Biologische Grundlagen« und »Therapeutische Ansätze« wertvolle Informationen vorfinden, während sich Angehörige vor allem in Kapiteln wie »Rechtliche Probleme« und »Hilfestellungen für Angehörige und Pflegende« informieren können. Der neuropsychologisch Interessierte findet im Anhang sehr ausführliche Wiedergaben der einschlägigen Beurteilungsskalen für Demenzen. Für alle Leser gleichermaßen wichtig dürfte die aktuelle Liste der Alzheimer-Gesellschaften, Angehörigengruppen und Tagespflegeeinrichtungen in Deutschland sein, die nach Städten alphabetisch geordnet ist und sich ebenfalls im Anhang befindet.

Das Buch erscheint rechtzeitig zum »Sixth Congress of the International Psychogeriatric Association« (IPA), der vom 05. bis 10. September 1993 in Berlin stattfindet. Im Rahmen einer Pressekonferenz wird es dort der Öffentlichkeit vorgestellt.

Daß dieses Buch entstehen konnte, verdanken die Autoren vor allem den Erfahrungen, die sie in zahlreichen Fortbildungsveranstaltungen über Demenzen gewinnen konnten, und der Initiative des Springer-Verlags, wobei hier besonders Herrn Dr. Thiekötter dafür zu danken ist, daß er das Buch in das Verlagsprogramm aufnahm. Die Betreuung wurde im wesentlichen von Frau Benko vom Springer-Verlag und von Frau Karg von PRO EDIT bewerkstelligt. Ohne die großzügige Förderung der Firma

Farmitalia Carlo Erba GmbH wäre das Buch nicht entstanden. Wesentlicher Promotor war hier Herr Dr. E. Herchenhan, der das Projekt letztlich ermöglichte.

Zuletzt sei noch den Mitarbeitern der Psychiatrischen Universitätsklinik in Würzburg gedankt, Frau Gröbner und Frau Möslein, die unermüdlich am Manuskript mitarbeiteten und bei den Korrekturen behilflich waren.

Den Ehefrauen sei gedankt, daß sie oft genug wegen Arbeiten an diesem Buch das Familienleben reduzieren mußten.

Die Autoren, die in unmittelbarer Nähe des Geburtsortes von Aloys Alzheimer ihre Erkenntnisse über Altersdemenzen gewinnen konnten, wünschen sich eine entsprechend weite Verbreitung des Buches, auch in Anbetracht der gesellschaftlichen Bedeutung, die die Demenzen vor allem im 21. Jahrhundert einnehmen werden.

Konrad Maurer Ralf Ihl Lutz Frölich

Inhaltsverzeichnis

1 Aloys Alzheimer (14. 6. 1864 – 19. 12. 1915)

Biographie und Originalbericht aus dem Jahre 1907

Über das Leben und das persönliche Schicksal von Aloys Alzheimer ist noch wenig bekannt. Zu Beginn dieses Buches geben wir deshalb einen kurzen Überblick über Leben und Werk dieses bedeutenden Mediziners. Mehr über Aloys Alzheimer zu wissen, ist schon deshalb angebracht, da es sich bei dem Eponym »Alzheimer« neben weiteren wie »Parkinson« und »Röntgen« um den inzwischen am häufigsten verwendeten Eigennamen in der Medizin handelt. In der Umgangssprache macht sich dies bereits bemerkbar durch zynisch anmutende Äußerungen, wie z. B. »Alzheimer läßt grüßen« oder ». . . der hat ja einen Alzheimer!« Wie kam es nun dazu, daß wir seit einigen Jahren fast täglich mit dem Begriff »Alzheimer« konfrontiert werden?

Aloys Alzheimer war ein Franke und kam am 14. 6. 1864 als Sohn eines Notars in Marktbreit zur Welt. Marktbreit, eine malerische Kleinstadt, liegt in der Nähe von Würzburg an einer der Mainschleifen. Im Rahmen eines internationalen Kongresses wurde in der Psychiatrischen Klinik der Universität in Würzburg die erste Alzheimer-Büste enthüllt und das Geburtshaus in Marktbreit mit einer Gedenktafel geehrt (Abb. 1–3).

Nachdem Aloys Alzheimer die Grundschule in Marktbreit besucht hatte, siedelte die Familie nach

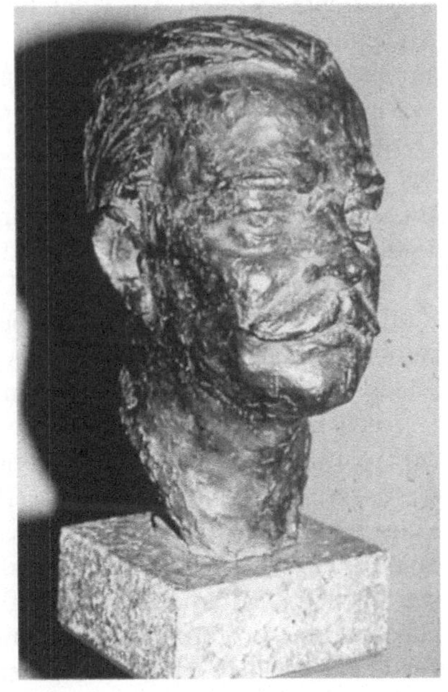

Abb. 1. Enkel und Urenkel waren am 21. 6. 1989 dabei, als die Büste ihres berühmten Vorfahren Alzheimer in der Psychiatrischen Klinik Würzburg enthüllt wurde

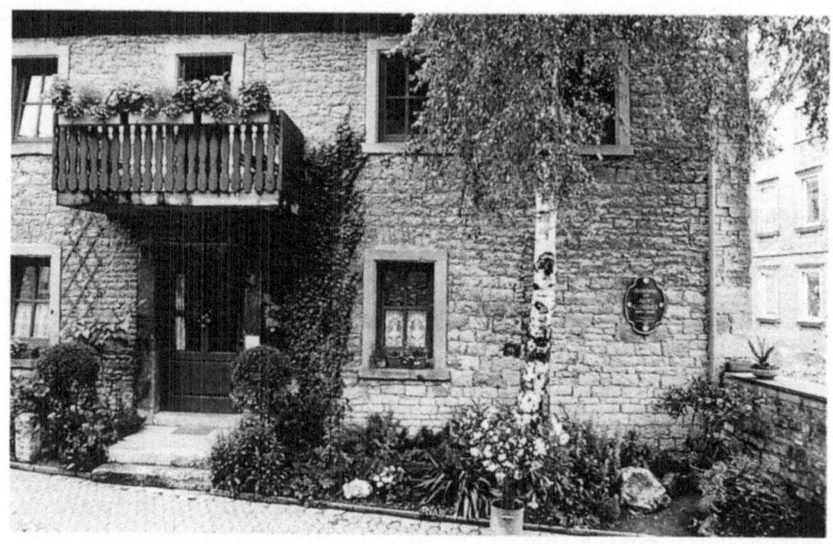

Abb. 2. Das Geburtshaus von Aloys Alzheimer in Marktbreit. Rechts die Tafel, die im Rahmen eines internationalen Symposiums aus Anlaß des 125. Geburtstages an dem Haus angebracht wurde

Aschaffenburg über. Am Königlichen Humanistischen Gymnasium legte Alzheimer 1883 die Reifeprüfung ab. Danach folgte das Medizinstudium an den Universitäten Berlin, Tübingen und Würzburg. In Würzburg promovierte Alzheimer zum Doktor der Medizin mit einer Arbeit über die »Histologie der Ohrschmalzdrüse«. 1888 legte er ebenfalls in Würzburg das medizinische Staatsexamen ab. Nach dem Examen arbeitete Alzheimer ein Semester lang bei dem Würzburger Anatomen Koelliker. Im Dezember 1888, mit 24 Jahren, nahm Alzheimer die Stelle eines Assistenzarztes an der »Städtischen Irrenanstalt« in Frankfurt am Main an, die damals von Emil Sioli geleitet wurde. Für die Entwicklung Alzheimers als Neuropathologe war die Zusammenarbeit mit Franz Nissl (1860–1919) ausschlaggebend, der als »II. Arzt« an die Frankfurter Klinik geholt wurde.

Nach kurzer Tätigkeit Alzheimers in Heidelberg erfolgte im Rahmen der Berufung von Emil Kraepelin nach München 1903 die Übersiedlung in die bayerische Landeshauptstadt. 1904 habilitierte sich Alzheimer an der Münchner Medizinischen Fakultät mit einer Arbeit über »Histologische Studien zur Differentialdiagnose der Progressiven Paralyse«. Alzheimer war bis 1912 Mitarbeiter von Emil Kraepelin. 1912 wurde er als ordentlicher Professor für Psychiatrie an die Medizinische Fakultät der Universität Breslau berufen. Alzheimer erreichte kein hohes Lebensalter und starb (vermutlich an Urämie) am 19. 12. 1915 mit 51 Jahren. Weitere Angaben zur Biographie von Aloys Alzheimer finden sich bei Hippius u. Hoff (1986).

Warum bezeichnen wir nun die Erkrankung, die inzwischen vielen regionalen Gesellschaften und auch der bundesweiten den Namen gegeben hat, als Alzheimer-Krankheit? An der Frankfurter Klinik untersuchte Aloys Alzheimer im November 1901 eine 51jährige Patientin mit den Initialen A. D. Diese Frau hatte eine Einschränkung der Auffassungs- und Merkfähigkeit, Sprachstörungen, Orientierungsstörungen, ein unberechenbares Verhalten und paranoide Denkinhalte. Nach dem Tod untersuchte Alzheimer das Gehirn dieser Patientin und berichtete 1906 auf der 37. Tagung der »Südwestdeutschen Irrenärzte« in Tübingen über diesen Fall (Alzheimer 1907). Sein Vortrag hatte den Titel: »Über einen eigenartigen, schweren Erkrankungsprozeß der Hirnrinde« und wurde in der *Allgemeinen Zeitschrift für Psychiatrie und Psychisch-Gerichtliche Medizin* 1907 publiziert (Alzheimer 1907). Wegen der Bedeutung dieser Arbeit wird im Anhang eine Originalablichtung der Vortragszusammenfassung wiedergegeben (Anhang, Exemplar 1). Es handelt sich hierbei um die Erstbeschreibung einer präsenilen Form der Alzheimer-Demenz; später wurde auf einen Vorschlag Kraepelins diese Krankheit dann als Morbus Alzheimer bezeichnet.

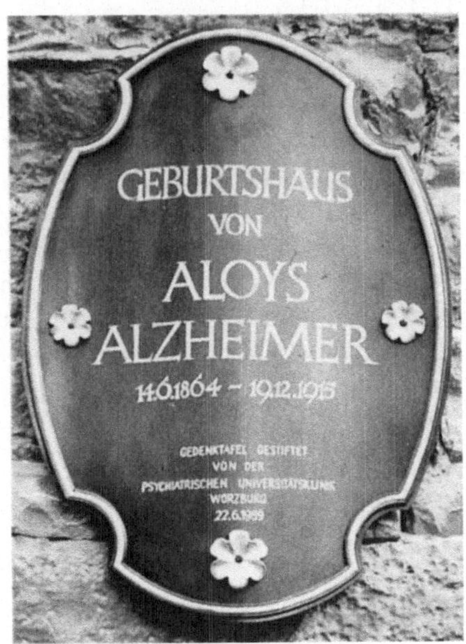

Abb. 3. Gedenktafel am Alzheimer-Haus

Nach der sehr präzisen Beschreibung der Demenz vom Alzheimer-Typ durch ihren Entdecker geriet das Krankheitsbild in der Folgezeit weitgehend in Vergessenheit. Eine Vorstellung über das Ausmaß der Vernachlässigung der Demenzen bekommt man am besten, wenn man auf die einschlägigen neurologischen und psychiatrischen Lehrbücher bis ins Jahr 1980 Bezug nimmt, in denen das Demenzsyndrom meist nur flüchtig abgehandelt wurde. Wurden Patienten dement, schrieb man die Senilität vorwiegend einer »Arterienverkalkung« oder Arteriosklerose zu. Der Mythos der arteriosklerotischen Ursache der Demenzen wurde erst in den 60er Jahren gebrochen, als englische Pathologen (Corsellis 1962, 1969) Blutgefäße von Dementen mit Nichtdementen verglichen und gleichartig ausgeprägte arteriosklerotische Veränderungen fanden. Den entscheidenden Durchbruch schafften dann aber erst Tomlinson et al. (1968, 1970), die demente Patienten zu ihren Lebzeiten klinisch gut dokumentierten. Nach dem Tod dieser Patienten wurden ihre Gehirne neuropathologisch untersucht und mit Kontrollen verglichen. Mehr als 50% der Dementen wiesen dabei pathologische Veränderungen auf, die auf eine Alzheimer-Krankheit rückschließen ließen.

Autopsiebefunde von 73 Patienten mit der Diagnose einer Demenz (Tomlinson und Henderson 1976):

53% senile Demenz,
17% vaskuläre Demenz,
16% senil-vaskuläre Mischform,
14% andere Formen.

Genau genommen wurde die Bezeichnung M. Alzheimer zunächst nur für Patienten im Alter bis 65 Jahre verwendet, die an einer präsenilen Demenz litten, während man bei den Patienten, die älter als 65 Jahre waren, den Terminus senile Demenz vom Alzheimer-Typ (SDAT) wählte. Heutzutage wird meist anstelle der 2 Begriffe unter Weglassung der Altersdifferenzierung der Begriff Demenz vom Alzheimer-Typ (DAT) oder Alzheimer-Krankheit verwendet.

2 Begriffsbestimmung des dementiellen Syndroms

Was ist nun eine Alzheimer-Krankheit oder Demenz vom Alzheimer-Typ und wie äußert sie sich? Es handelt sich um eine schwere, ständig fortschreitende, heute noch unheilbare Hirnleistungsschwäche, die meistens in der 2. Lebenshälfte auftritt. Aus bisher unbekannten Gründen kommt es in den Bereichen der Großhirnrinde und des Allokortex zu einem Untergang von Hirnzellen, die für höhere noetische Funktionen, Gedächtnis, Sprache und räumliches Vorstellungsvermögen verantwortlich sind.

Die Bezeichnung Demenz läßt sich vom lateinischen »dementia«, gleichbedeutend mit Unvernunft, herleiten. Der Begriff findet sich in der Weltliteratur schon bei den Römern. Es ist eine Textstelle bekannt, die den Begriff Demenz in der heutigen Bedeutung verwendet: »Sed omni membrorum damno major *dementia*, quae nec nomina servorum nec vultum agnoscit amici cum quo praeterita cenarit nocte, nec illos quos genuit, quos eduxit.« Das Zitat stammt aus den *Saturae* des Junius Juvenalis, der von 60–140 nach Christi Geburt gelebt hat. Der römische Redner und Satiriker erreichte ein stattliches Alter von 80 Jahren. Dieses hohe Alter hat ihn wohl auch dazu bewogen, schon damals über die Demenz nachzudenken. In freier Übersetzung vermittelte Junius Juvenalis folgende Botschaft: »Aber noch schlimmer als sämtlicher Glieder Gebrechen ist die Demenz, bei der man selbst die Namen der Sklaven, die Miene des Freundes nicht mehr erkennt, der in vergangener Nacht mit einem speiste, nicht mehr die Kinder, die man gezeugt und erzogen.« Die Symptome der Demenz werden in dieser Textstelle sehr treffend geschildert.

2.1 Formen der Demenz

Bei Rückgang oder gar Verlust der intellektuellen Fähigkeiten im Erwachsenenalter besteht der Verdacht eines Demenzsyndroms. Die genaue Definition der diagnostischen Kriterien für Demenz sind im DSM-III-R und in der ICD-10 festgehalten. Die Kriterien wie Beeinträchtigung des Kurz- und Langzeitgedächtnisses, des abstrakten Denkens, des Urteilsvermögens und höherer kortikaler Funktionen wie Aphasie, Apraxie, Agnosie u.a. müssen dabei gegeben sein. Persönlichkeitsveränderungen werden als nicht obligat angesehen und finden sich v. a. bei hirnlokal betonten Demenzformen (z. B. Morbus Pick). Die Kriterien der Demenz nach DSM-III-R (1989) sind:

A) Nachweisbare Beeinträchtigung des Kurz- und Langzeitgedächtnisses:

Beeinträchtigung des Kurzzeitgedächtnisses (Unfähigkeit, neue Informationen aufzunehmen) kann in der Unfähigkeit zum Ausdruck kommen, sich nach 5 min an 3 Gegenstände zu erinnern. Beeinträchtigung des Langzeitgedächtnisses (Unfähigkeit, Informationen, die früher gewußt wurden, zu erinnern) kann sich in dem Unvermögen zeigen, sich an persönliche Lebensdaten zu erinnern (z. B. was gestern geschah, Geburtsort, Beruf) oder Fakten des Allgemeinwissens (z. B. frühere Bundeskanzler, allgemein bekannte Daten) richtig wiederzugeben.

B) Mindestens eines der folgenden Merkmale

1) Beeinträchtigung des abstrakten Denkens, erkennbar z. B. an der Unfähigkeit, Ähnlichkeiten und Unterschiede zwischen verwandten Begriffen herauszufinden, an der Schwierigkeit, den Sinngehalt von Worten und Begriffen zu definieren, sowie an anderen, ähnlichen Aufgaben,
2) beeinträchtigtes Urteilsvermögen, erkennbar an der Unfähigkeit, die Bewältigung persönlicher, familiärer und arbeitsbezogener Probleme vernünftig zu planen,
3) andere Beeinträchtigungen der höheren kortikalen Funktionen wie Aphasie (Störung der Sprache), Apraxie (Unfähigkeit, motorische Aktivitäten auszuüben, trotz Verständnis und intakter Motorik), Agnosie (Unfähigkeit, Gegenstände wiederzuerkennen oder zu identifizieren, trotz intakter sensorischer Funktionen) und Probleme bei konstruktiven Aufgaben (z. B. Unfähigkeit, dreidimensionale Figuren nachzuzeichnen, Blöcke zusammenzusetzen oder Streichhölzer zu bestimmten Figuren zu legen),
4) Persönlichkeitsveränderungen, z. B. Änderung oder Akzentuierung prämorbider Persönlichkeitszüge.

C) Die Störung von A) und B) ist so schwer, daß hierdurch die Arbeit, soziale Alltagsaktivitäten oder persönliche Beziehungen zu anderen Menschen deutlich beeinträchtigt werden.

D) Die Störung darf nicht nur während eines Delirs vorhanden sein.

E) Entweder (1) oder (2):

1) es gibt aufgrund der Anamnese, der körperlichen Befunderhebung oder technischer Zusatzuntersuchungen Hinweise auf einen spezifischen organischen Faktor (oder Faktoren), der einen ätiologischen Zusammenhang mit der Störung nahelegt,
2) beim Fehlen derartiger Hinweise kann ein ätiologischer organischer Faktor angenommen werden, wenn eine nicht organisch bedingte psychische Störung, wie z. B. eine endogene Depression mit kognitiver Beeinträchtigung, ausgeschlossen werden konnte.

Kriterien für den Schweregrad einer Demenz:

Leicht: Obwohl Arbeit und soziale Aktivitäten deutlich beeinträchtigt sind, bleibt die Fähigkeit, unabhängig zu leben mit entsprechender persönlicher Hygiene und intaktem Urteilsvermögen, erhalten.

Mittel: Eine selbständige Lebensführung ist mit Schwierigkeiten möglich, und ein gewisses Ausmaß an Aufsicht ist erforderlich.

Schwer: Die Aktivitäten des täglichen Lebens sind derart beeinträchtigt, daß eine kontinuierliche Aufsicht benötigt wird, z.B. besteht die Unfähigkeit, minimale persönliche Hygiene aufrechtzuerhalten; es bestehen weitgehende Inkohärenz oder Mutismus.

Im Gegensatz zu dem syndromal vorgehenden DSM-III-R folgt die Einteilung der Demenzen nach der ICD-10 mehr nosologischen Gesichtspunkten und erleichtert somit die differentialdiagnostische Zuordnung. Nach Diagnoseerstellung des unspezifischen Demenzsyndroms mittels der oben genannten Klassifikationssysteme erfolgt die Differentialdiagnostik der nosologischen Untergruppen entsprechend dem vereinfachten Schema der Tabelle 1, wobei ätiologisch die Demenz vom Alzheimer-Typ (DAT) und die Multiinfarktdemenz (MID) bzw. Demenz vom vaskulären Typ (DVT) ganz im Vordergrund stehen.

Tabelle 1. Formen der Demenz mit prozentualer Häufigkeit

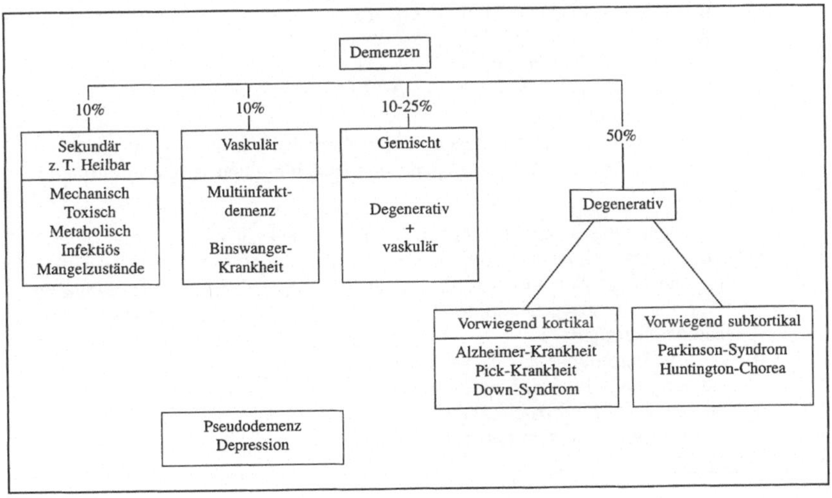

Demenzen

10%	10%	10-25%	50%
Sekundär z. T. Heilbar	Vaskulär	Gemischt	Degenerativ
Mechanisch Toxisch Metabolisch Infektiös Mangelzustände	Multiinfarktdemenz Binswanger-Krankheit	Degenerativ + vaskulär	

Degenerativ:

Vorwiegend kortikal	Vorwiegend subkortikal
Alzheimer-Krankheit Pick-Krankheit Down-Syndrom	Parkinson-Syndrom Huntington-Chorea

Pseudodemenz
Depression

Vor allem die sog. sekundären Demenzen müssen mit allen zur Verfügung stehenden Mitteln erkannt werden, da bei diesen Demenzformen Heilungen bzw. Besserungen in Aussicht stehen. Nichts wäre fataler, als einen Patienten mit einer behandelbaren Erkrankung durch eine Fehldiagnose dem Siechtum zu überlassen.

2.1.1 Demenz vom Alzheimer-Typ (DAT)

Die Demenz vom Alzheimer-Typ (DAT) ist zahlenmäßig die bedeutendste Demenzform. 1984 wurde von dem National Institute of Neurological and Communicative Disorders and Stroke (NINCDS) und der Alzheimer's Disease and Related Disorders Association (ADRDA) eine Arbeitsgruppe zum Thema »Diagnose der Alzheimer-Krankheit« gegründet, wobei ähnlich wie bei der Diagnostik der Multiplen Sklerose Kriterien einer »wahrscheinlichen«, »möglichen« und »bestätigten« Form der Erkrankung festgelegt wurden (McKann et al. 1984). Wegen der Wichtigkeit der diagnostischen Zuordnung werden die diagnostischen Kriterien der Alzheimer-Krankheit entsprechend den NINCDS-ADRDA-Kriterien hier wiedergegeben:

1. Die klinischen Kriterien zur Diagnose eines wahrscheinlichen Morbus Alzheimer umfassen:
   - das Vorliegen einer Demenz nach klinischen Kriterien, zusätzlich dokumentiert durch den Mini-Mental-Test, die Blessed-Demenz-Skala oder eine ähnliche Untersuchung und bestätigt durch neuropsychologische Tests;
   - Defizite in 2 oder mehr kognitiven Bereichen;
   - progrediente Verschlechterung von Gedächtnis und anderen kognitiven Funktionen;
   - keine Bewußtseinsstörung;
   - Beginn zwischen dem 40. und 90. Lebensjahr, meist nach dem 65. Lebensjahr;
   - Fehlen systemischer Störungen oder anderer Hirnerkrankungen, die ihrerseits die progredienten Störungen von Gedächtnis und Kognition erklären könnten.
2. Die Diagnose eines wahrscheinlichen Morbus Alzheimer wird gestützt durch:
   - progrediente Verschlechterung spezifischer kognitiver Leistungen wie Sprache (Aphasie), motorischer Fähigkeiten (Apraxie) und Wahrnehmung (Agnosie); gestörte Funktionalität im Alltag und Veränderung von Verhaltensmustern;
   - positive Familienanamnese für ähnliche Erkrankungen, insbesondere, wenn sie neuropathologisch bestätigt wurden;
   - bei den Zusatzuntersuchungen
     - normaler Liquor in den Standarduntersuchungen,

- normales oder unspezifisch verändertes EEG, beispielsweise in Form vermehrten Auftretens langsamer Wellen,
- Hinweis auf Hirnatrophie im CT, die bei späteren Kontrolluntersuchungen zunimmt.

3. Andere klinische Kriterien, die mit der Diagnose eines wahrscheinlichen Morbus Alzheimer nach Ausschluß anderer Demenzformen in Einklang zu bringen sind, umfassen:
   - Plateaubildung im Verlauf der Erkrankung;
   - Begleitsymptome in Gestalt von Depression, Schlaflosigkeit, Inkontinenz, Wahn, illusionäre Verkennung, Halluzinationen, Katastrophenreaktion mit verbalen, emotionalen oder physischen Erregungszuständen, sexuelle Störungen und Gewichtsverlust;
   - andere neurologische Auffälligkeiten bei einigen Patienten, besonders im fortgeschrittenem Stadium einschließlich motorischer Symptome wie erhöhter Muskeltonus, Myoklonus oder Gangstörungen;
   - epileptische Anfälle in fortgeschrittenen Stadien;
   - altersentsprechend unauffälliges CT.

4. Kriterien, die die Diagnose eines wahrscheinlichen Morbus Alzheimer unsicher oder unwahrscheinlich machen, umfassen:
   - plötzlicher, apoplektiformer Beginn;
   - fokale neurologische Symptome wie Hemiparese, Sensibilitätsstörungen, Gesichtsfeldausfälle und Koordinationsstörungen im Frühstadium;
   - epileptische Anfälle oder Gangstörungen zu Beginn oder im Initialstadium der Erkrankung.

5. Die klinische Diagnose eines möglichen Morbus Alzheimer kann erfolgen:
   - auf der Grundlage eines dementiellen Syndroms in Abwesenheit anderer neurologischer, psychiatrischer oder systemischer Erkrankungen, die für sich genommen eine Demenz hervorrufen können, oder angesichts von Abweichungen vom typischen Bild (s. oben) hinsichtlich des Beginns, der Symptomatik oder des Verlaufs der Erkrankung; sie kann erfolgen bei Vorliegen einer zweiten systemischen oder zerebralen Erkrankung, die zwar für sich genommen eine Demenz hervorrufen kann, die sie jedoch im speziellen Fall nicht hinreichend erklärt;
   - sie sollte bei wissenschaftlichen Untersuchungen dann gestellt werden, wenn ein isoliertes, schrittweise progredientes schweres kognitives Defizit beim Fehlen anderer identifizierbarer Ursachen vorliegt.

6. Kriterien für die Diagnose eines definitiven Morbus Alzheimer:
   - die klinischen Kriterien des wahrscheinlichen Morbus Alzheimer plus entsprechende histopathologische Befunde bei der Biopsie oder Autopsie.

7. Die Klassifikation des Morbus Alzheimer für Forschungszwecke sollte folgende Kriterien berücksichtigen:
   - sie könnten Untertypen der Erkrankung definieren wie
     - familiäres Vorkommen,
     - Beginn vor dem 65. Lebensjahr,
     - Vorliegen einer Trisomie des Chromosoms 21,
     - gemeinsames Auftreten mit anderen wesentlichen Erkrankungen wie z. B. Morbus Parkinson.

Meist entwickeln sich die Symptome der Demenz vom Alzheimer-Typ (DAT) langsam und allmählich und sind zunächst leicht aber doch konstant vorhanden. Die DAT zeigt dabei in der prä- bzw. subklinischen Phase zunächst diskrete Symptome wie:

- nachlassende Aufmerksamkeit,
- zunehmende Abneigung gegen Neues,
- allmähliches, doch zunehmendes Nachlassen der Alltagsaktivitäten,
- soziales Desinteresse,
- Verarmung der intellektuellen Fähigkeiten und Leistungen,
- Bagatellisierung des Leitsymptoms Gedächtnisstörung.

Auf präzise Fragen wird dabei oft noch richtig geantwortet. Später folgen mehr psychiatrische Symptome des hirnorganischen Psychosyndroms wie Gedächtnis-, Konzentrations- und Aufmerksamkeitsstörungen, Denkstörungen, Desorientiertheit, depressive Verstimmung, affektive Labilität, Wesensänderungen und Störungen im Sozialverhalten. Weitere Symptome, wie Apraxie, Aphasie, Agnosie, Verlust der Krankheitseinsicht, gepaart mit Ruhelosigkeit und Agitiertheit, oder ausgeprägte depressive Verstimmung sind danach zu verzeichnen. Die körperlichen Symptome sind zunächst hintergründig; später sieht man aber einen verlangsamten Gang (Frontalhirnzeichen) und u. U. leicht ausgeprägte extrapyramidale Symptome, wobei das Sensorium (Sehen, Hören und Fühlen), bis auf die oben genannte Agnosie, normal bleiben kann. Die soeben aufgezählten Symptome im prä- und subklinischen Bereich zählen dabei zu den wichtigsten Merkmalen der Früherkennung.

2.1.2 Multiinfarktdemenz (MID)/Demenz vom vaskulären Typ (DVT)

Neben den primär degenerativen Demenzen, die ca. 50% der Erkrankungen ausmachen, spielen die vaskulären Formen mit einem Anteil zwischen 20 und 30% die zweitwichtigste Rolle. Mit der Ischämie-Skala nach Hachinski et al. (1975) in einer neueren Abwandlung von Rosen et al. (1980; Anhang, Exemplar 2) liegt ein klinisch erprobtes Verfahren vor, um zwischen einer primär degenerativen und einer vaskulären Demenz zu differenzieren. Die Hachinski-Skala darf allerdings nicht überbewertet werden, da sich die 13 Items der Tabelle lediglich an charakteristischen Merkmalen der vaskulären Demenz orientieren und eine DAT nur als Ausschlußdiagnose bei niedrigen Punktwerten in Betracht kommt.

2.1.3 Sekundäre Demenzen

Sekundäre Demenzen, deren Ursachen oft bekannt sind, sind häufig therapeutisch gut angehbar, evtl. auch heilbar. Diese Demenzformen können mannigfaltige Ursachen haben, wobei mechanische, toxische, metabolische, endokrinologische und infektiöse Faktoren neben den Mangelzuständen im Vordergrund stehen. Die Obergruppe wurde schon in Tabelle 1 wiedergegeben; die folgende Aufstellung gibt nun einen Überblick über primäre und sekundäre Demenzformen, die in der täglichen Arztpraxis eine Rolle spielen:

Differentialdiagnose dementieller Erkrankungen (I hirnatrophische Prozesse, II-XIII die wichtigsten sekundären Demenzformen; mod. nach Wieck et al. 1982, Häufigkeitsangaben in % nach Cummings u. Benson 1983, n = 708):

I. Hirnatrophische Prozesse:
   1. Demenz vom Alzheimer-Typ (39%),
   2. Morbus Pick,
   3. Parkinsonismus/Demenz-Komplex mit Lewy-Körperchen,
   4. Morbus Parkinson (0.1%),
   5. Demenz vom Frontallappen-Typ,
   6. Huntington-Chorea (2%),
   7. seltene Systemerkrankungen:
      a) kortikodentatonigrale Degeneration,
      b) progressive supranukleäre Ophthalmoplegie (Steele-Richardson-Olszewski-Syndrom),
      c) Pallidumdegeneration,
      d) spinozerebelläre Degeneration,
      e) Myoklonusepilepsien,
      f) Morbus Hallervorden-Spatz.

II. Hydrocephalus aresorptivus (4%).

III. Kardiovaskuläre Erkrankungen (13%):
   1. extrakraniell, z. B. Herzinsuffizienz, Herzinfarkt etc.,
   2. intrakraniell:
      a) arteriosklerotische Stenosen,
      b) hypertensive Enzephalopathie,
      c) kongophile Angiopathie,
      d) Angiitiden,
      e) arteriovenöse Mißbildungen,
      f) Morbus Binswanger, subkortikale arteriosklerotische Enzephalopathie (SAE).

IV. Hämatologische Erkrankungen.

V. Respiratorische Störungen:
   chronische respiratorische Insuffizienz;
   (IV und V zusammen 0,2%).

VI. Metabolische Erkrankungen und Avitaminosen (4%):
1. Diabetes mellitus einschließlich Hypo- und Hyperglykämien,
2. Morbus Addison,
3. Morbus Cushing,
4. Hypo- und Hyperthyreose,
5. Hypo- und Hyperparathyreoidismus, Fahr-Syndrom,
6. Elektrolytimbalance einschließlich zentrale pontine Myelinolyse,
7. Lipidspeicherkrankheiten und Glykogenosen,
8. mitochondriale Zytopathien,
9. Morbus Wilson,
10. nephrogene Enzephalopathie, Dialyseenzephalopathie,
11. hepatogene Enzephalopathie, Porphyrie,
12. Malnutrition, Malabsorption und Avitaminosen der Vitamine B_1, B_2, B_{12}, Folsäure und Nikotinsäure.

VII. Intoxikationen:
1. Alkoholismus (8%),
2. suchtgefährdende Medikamente (Barbiturate, Benzodiazepine, Bromide, Analgetika, Psychotomimetika, andere Sedativa und Narkotika) (1%),
3. nicht suchtgefährdende Medikamente (Kortikoide, Antikonvulsiva, Antihistaminika, Antidepressiva, Neuroleptika, Digitalis, Vincristin, Kohlenmonoxyd, Schwermetalle, organische Verbindungen).

VIII. Infektiöse, parainfektiöse und immunologische Erkrankungen (1%):
1. Meningoenzephalitiden (viral, bakteriell, mykotisch),
2. Lues,
3. Hirnabszeß,
4. Enzephalomyelitis disseminata (Multiple Sklerose),
5. Morbus Jakob-Creutzfeldt,
6. Aids,
7. progressive multifokale Leukenzephalopathie,
8. Morbus Gerstmann-Sträussler.

IX. Tumoren:
1. Hirntumor,
2. Lymphome,
3. hämatologische Malignome und paraneoplastische Erkrankungen.

X. Traumata (1%):
z. B. Hirnkontusion, Subduralhämatom etc.

XI. Chronisches Subduralhämatom (Subduralhygrom und Zustand nach Subarachnoidalblutung) (1%).

XII. Epilepsien.

XIII. Psychiatrische Erkrankungen (7%):
1. endogene Psychosen,
2. nichtpsychotische Erkrankungen:
   a) Pseudodemenz, Ganser-Syndrom,
   b) Neurosen,
   c) Psychopathien,
   d) Störung der Sinnesorgane und sensorische Deprivation,
   e) Oligophrenien.

2.1.4 Seltene Demenzformen

Zu den selteneren Demenzformen degenerativer Art rechnet man auch die Pick-Krankheit und Demenzsyndrome, die im Rahmen einer Parkinson-Krankheit, einer Huntington-Chorea und einer olivopontozerebellären Atrophie auftreten können. Bei der Pick-Krankheit handelt es sich um ein meist im 5.–6. Lebensjahrzehnt beginnendes heredodegeneratives Hirnleiden mit umschriebener Hirnatrophie v. a. im Stirn- und Schläfenbereich. Im Rahmen der Stirnhirnatrophie kommt es meist zu Enthemmungen, Taktlosigkeit, triebhafter Unruhe oder Antriebsmangel bis hin zur Apathie. Eine sekundäre Demenzform, die sog. progressive Paralyse, die eine ähnliche Symptomatik hervorrufen kann, muß wegen der Behandelbarkeit und Heilbarkeit differentialdiagnostisch erkannt werden.

Tabelle 2. Kriterien zur Differentialdiagnose von Pseudodemenz (Depression) und Demenz

Pseudodemenz (endogene Depression)	Demenz (senile Demenz vom Alzheimer-Typ, M. Alzheimer, Multiinfarktdemenz)
Hinweise auf Depression	Hinweise auf Demenz
Subjektive Klagen stärker als objektive Befunde	Bagatellisiert
Depressive Stimmung labil	Affektlabil, leicht umstimmbar
Schuldgefühle und Versagensangst	Verneint, beschuldigt andere, konfabuliert
Unsicher gegenüber anderen	Fordernd
Stimmung und Wahngedanken kongruent	Wahnideen oberflächlich, teils lächerlicher Natur
Rascher Beginn, Dauer weniger als 6 Monate	Meist heimtückischer, langsamer Beginn, erste Zeichen datieren länger als 1 Jahr zurück
Remission der Depression und der kognitiven Störungen parallel	Bei Ansprechen auf Antidepressiva Persistieren der kognitiven Störung
Schlaflosigkeit, weniger nächtliche Unruhe	Deutliche nächtliche Unruhe
Familiäre Belastung mit Depression	Familiäre Belastung mit Demenz
Keine Orientierungsstörung, weiß Hilfe zu finden	Desorientiert, ungezielt, Hilfe suchend

2.1.5 Pseudodemenz (depressives Syndrom)

Wegen Symptomen wie Desorientiertheit, Apathie und Klagen über Störungen der Konzentration und des Gedächtnisses kann die Abgrenzung einer primär degenerativen Demenz vom Alzheimer-Typ und einer Multiinfarktdemenz gegenüber einem depressiven Syndrom Schwierigkeiten bereiten. Das Vorgehen nach Tabelle 2 auf der Vorseite soll schon bei der Anamneseerhebung zwischen Demenz und Pseudodemenz eine Differenzierung erleichtern. Entsprechend DSM-III-R stellt man in der täglichen Praxis die Diagnose einer Demenz mit Depression dann, wenn Symptome, die eine Demenz nahelegen, sich deutlicher zeigen als depressive Symptome. Sollten Symptome, die für eine Episode oder Phase einer Depression sprechen, sich mindestens ebenso deutlich zeigen wie jene, die eine Demenz vermuten lassen, ist am sinnvollsten eine Depression oder Pseudodemenz zu diagnostizieren. Dieses Vorgehen würde dann auch eine Therapie mit einem Antidepressivum implizieren. Die depressive Symptomatik läßt sich dann z. B. mit der Hamilton-Depressions-Skala (Hamilton 1960) beurteilen. Diese Skala ist im Anhang (Exemplar 8) im Wortlaut wiedergegeben.

- Hamilton Depression Scale (Hamilton 1960),
- Montgomery Asberg Depression Rating Scale (Montgomery Asberg 1979),
- Mood Scales-Elderly (Raskin u. Crook 1988),
- NIMH Dementia Mood Assessment Scale (DMAS) (Sunderland et al. 1988).

3 Epidemiologie

Seit Beginn der 2. Hälfte dieses Jahrhunderts entwickelten sich Umschichtungen in der Altersstruktur der Bevölkerung v. a. in den hochzivilisierten Industriestaaten (Abb. 4). Bedingt durch eine gestiegene und weiter steigende Lebenserwartung sowie den Geburtenrückgang nahm der Anteil der alten Menschen an der Gesamtbevölkerung ständig zu. Die heutige und mehr noch die zukünftige Gesellschaft der Industrienationen wird also durch eine Vergreisung geprägt sein. Der medizinische Fortschritt machte die Eindämmung und z. T. sogar die Ausrottung akuter lebensgefährlicher Krankheiten möglich. Gleichzeitig trug dies aber dazu bei, daß die Menschen zunehmend älter und chronische Krankheiten immer häufiger werden. Zur Zeit sind etwa 15% der Bevölkerung in den Ländern Europas über 65 Jahre alt mit steigender Tendenz. Obwohl sich

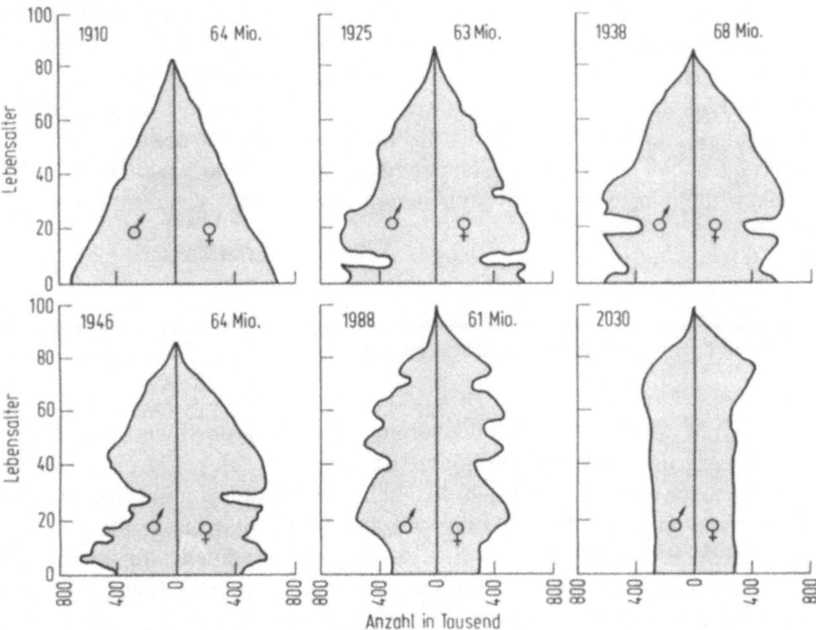

Abb. 4. Bevölkerungspyramiden aus Deutschland aus den Jahren 1910, 1925, 1938, 1946, 1988 und 2030. Die nach oben rückenden Einkerbungen in den Jahren 1925, 1938 und v. a. 1946 waren durch Kriegsopfer bedingt

durch die dramatischen politischen Umschichtungen in Osteuropa und durch die Wiedervereinigung Deutschlands überraschende Änderungen in der Zusammensetzung der Bevölkerung der Bundesrepublik Deutschland ergaben, wird dies den Trend zur Zunahme des Anteils alter Menschen an der Gesamtbevölkerung nicht umkehren. Im Gegenteil, ihr prozentualer Anteil an der Gesamtbevölkerung wird weiter steigen und damit auch die Häufigkeit von Alterskrankheiten.

Anteil der alten Menschen an der Gesamtbevölkerung
derzeit: 1/5 > 65 Jahre = 20%,
Prognose: 1/3 > 65 Jahre = 33%.

Demenzen nehmen mit zunehmendem Alter zu:
60jährige 1%, 80jährige 20%, 90jährige 33–50%.

Dies wird die Gesundheitsdienste, die Einrichtungen der Altenhilfe und die betroffenen Familien vor große Probleme stellen, die in ihrer gesellschaftlichen Tragweite immer noch nicht voll erkannt sind. Eine ganz besondere Herausforderung für die Medizin, Sozialdienste und betreuende Angehörige stellen dabei alterskorrelierte Hirnabbauerkrankungen dar, da für die Pflege dieser Patienten bisher noch keine überzeugenden Formen und Betreuungskonzepte entwickelt wurden. In der neuen Bundesrepublik Deutschland beträgt die Zahl der Erkrankungsfälle mit dementiellen Erkrankungen bei vorsichtiger Schätzung knapp 1,2 Mio., wobei 80% der Kranken nicht in einer Institution untergebracht sind, sondern von ihren Angehörigen gepflegt werden.

3.1 Prävalenzen (Diagnosehäufigkeiten)

Um konkrete Zahlen über den Versorgungsbedarf zu gewinnen, der in der Bevölkerung im mittleren und höheren Lebensalter aufgrund von Demenzerkrankungen besteht, wurden in mehreren Ländern eine Reihe von Feldstudien durchgeführt. Hierbei wurden Morbiditätsraten anhand von Stichproben ermittelt, die für die Bevölkerung in diesen Lebensphasen repräsentativ und nicht vom Umfang des Versorgungsangebotes oder der Inanspruchnahme von Gesundheitsdiensten beeinflußt waren. Bestimmt wurden die Prävalenzen, d. h. die Diagnosehäufigkeiten zu einem bestimmten Zeitpunkt bezogen auf die Gesamtbevölkerung. Nicht alle epidemiologischen Untersuchungen waren vom methodologischen Ansatz her vergleichbar, jedoch fand sich bei den Studien, bei welchen eine grundsätzliche Vergleichbarkeit gegeben war, eine große Übereinstimmung (Nielsen 1962; Kay et al. 1970; Kaneko 1975; Cooper u. Sosna 1983).

Für die mittelschweren und schweren Fälle von Demenz, Verwirrtheitszustände und vergleichbaren exogenen Psychosen, die bei diesen Studien nicht weiter voneinander differenziert wurden, fand sich in der Altersgruppe der über 65jährigen Bevölkerung eine Gesamtprävalenz zwischen 5 und 8%. Gemessen an der Unterschiedlichkeit der diagnostischen Verfahren, der Untersuchungszeitpunkte und der kulturellen Besonderheiten der Untersuchungsorte sind die hohen Übereinstimmungen der verschiedenen Studien bemerkenswert.

Über die Prävalenz der präsenilen Demenzen, d. h. Demenzen, die im Alter von weniger als 60 Jahren auftreten, ist bislang wenig bekannt. Quantitativ tragen sie zur Bedeutung der Demenzen kaum bei, da sich die Prävalenzraten in einer Größenordnung von weniger als 0.1% bewegen. Für biologische Untersuchungen und die Ursachenforschung sind sie jedoch von besonderem Interesse.

Bei der Betrachtung der leichten Demenzen zeigte sich eine nicht so gute Übereinstimmung in den Studienergebnissen. Die Prävalenzraten in der Bevölkerung über 65 Jahre variieren zwischen 5 und 20%, was auf eine sehr heterogene Gruppenzusammensetzung hindeutet. Diagnostisch schwierig ist dabei die Abgrenzung beginnender Demenzen mit leichten Verlaufsformen von vorbestehenden intellektuellen Beeinträchtigungen und von funktionellen psychischen Störungen. Nach neueren Untersuchungen von Menschen mit Klagen über »Hirnleistungsstörungen« oder »altersassoziierten Gedächtnisstörungen« entwickeln ca. 50% von diesen im Verlauf von 2 Jahren eine Demenz. Nach Katzman (1976) ist die Prävalenz milder Demenzen mit etwa 11% in der Bevölkerung über 65 Jahre zu veranschlagen.

Bei der Untersuchung der Altersabhängigkeit der Demenzen zeigt sich ein interessantes Phänomen. Mit wachsendem Lebensalter steigt die Prävalenz steil an. Bis zu einem Alter von 74 Jahren beträgt der Anteil weniger als 5%, um dann auf 20–30% bei den über 85jährigen anzusteigen. Dabei verdoppelt sich die Prävalenz für »Demenzen« alle 5,1 Jahre, für die Demenz vom Alzheimer-Typ alle 4,5 Jahre (Jorm 1985). Die frühere Annahme, im Laufe der Jahre selektiere sich eine Gruppe von Menschen mit einer »Resistenz« gegen die Erkrankung, läßt sich aufgrund dieser Befunde nicht mehr halten. Vielmehr ist die Prävalenz der über 85jährigen 3mal höher als die der 75- bis 84jährigen. Wegen der gestiegenen Lebenserwartung älterer Menschen und des dadurch bedingten Anstiegs der Zahl sehr alter Menschen gewinnt diese Prozentzahl eine enorme bevölkerungspolitische Bedeutung.

3.2 Inzidenzen (Häufigkeit des Neuauftretens)

Um das Vorhandensein und die Auftretenswahrscheinlichkeit von Risikofaktoren in der Bevölkerung abschätzen zu können, kann nicht allein auf Prävalenzstudien zurückgegriffen werden, da die Prävalenz nicht nur durch die Anzahl der Neuerkrankungen, sondern v. a. durch die Krankheitsdauer determiniert wird.

Die Bestimmung der Inzidenz, d. h. die Häufigkeit des Neuauftretens einer Erkrankung in einem bestimmten Zeitraum in der Population, stößt aber auf wesentlich größere methodische Probleme. Inzidenzraten sind nur durch aufwendige Längsschnittuntersuchungen an umfangreichen Stichproben zu ermitteln, wobei die Art der Diagnoseermittlung eine wesentliche Einflußgröße darstellt. Neuerkrankungen, die über den Erstkontakt mit einer Behandlungs- oder Versorgungseinrichtung registriert werden, bilden keine verläßliche Grundlage für die Abschätzung des Erkrankungsrisikos. Die Selektionsfaktoren, welche dazu beitragen, ob medizinische Hilfe in Anspruch genommen wird oder nicht, sind weitgehend unbekannt. Außerdem ist der Krankheitsprozeß in der Regel bei dem Erstkontakt mit einer medizinischen Einrichtung schon weit fortgeschritten (Bickel u. Schreiter 1987).

Die so ermittelte Behandlungsinzidenz schwankte für Demenzen zwischen 1,9 und 3,5 pro 1000 der über 65jährigen im Jahr. Hierbei stieg die Inzidenz von etwa 1 pro 1000 bei 60- bis 69jährigen auf durchschnittlich rund 10 pro 1000 bei den über 80jährigen im Jahr an (Adelstein et al. 1968; Frölich u. Hoyer 1988). Tendenziell überstiegen dabei die Inzidenzraten der Männer die der Frauen. Das tatsächliche Erkrankungsrisiko konnte in Feldstudien als wesentlich höher ermittelt werden. In Großbritannien (Newcastle upon Tyne) fand sich eine jährliche Inzidenzrate von 1,5% (Bergmann et al. 1971). In der Lundby-Studie aus Schweden, die den Zeitraum von 1947–1972 umfaßt, ergab sich für den ersten Untersuchungszeitraum (1947–1957) eine Jahresinzidenz von 1,6% und für den zweiten Zeitraum (1957–1972) eine Jahresinzidenz von 1,1% (Hagnell et al. 1982). Auf der dänischen Insel Samsö erkrankten jährlich 1,2% der älteren Einwohner an einer Demenz (Nielsen et al. 1982). Das wesentliche Resultat aller Inzidenzstudien ist die enge Abhängigkeit des Erkrankungsrisikos vom Lebensalter. Die Befunde deuten dabei auf ein exponentiell anwachsendes Erkrankungsrisiko bis zum Ende der Lebensspanne hin. Eine Diskontinuität in den altersspezifischen Inzidenzen oder Doppelgipfligkeit in den Häufigkeitsverteilungen, welche auf voneinander unabhängige Krankheitsprozesse bei senilen und präsenilen Demenzen deuten könnte, ließen sich nicht beobachten. Aus dem Vergleich der

Inzidenzraten der 2 Untersuchungszeiträume der Lundby-Studien ergab sich eine interessante Hypothese. Die Abnahme der Inzidenzrate der Jahre 1947–1957 von 1,6% auf 1,1% für die Jahre 1957–1972 ließ den Schluß zu, daß verbesserte Lebensbedingungen einen Einfluß auf das Erkrankungsrisiko haben könnten. Jedoch wurden methodische Unterschiede bei der diagnostischen Klassifizierung zwischen den beiden Untersuchungszeiträumen nicht berücksichtigt. Außerdem gelang es bisher nicht, Indikatoren unterschiedlicher Lebensbedingungen ausfindig zu machen, welche mit dem Erkrankungsrisiko in Zusammenhang stehen, so daß diese Hypothese noch nicht bewiesen werden konnte.

4 Diagnostik

Ärzte aller Fachrichtungen werden in den letzten Jahren vermehrt mit Demenzen oder besser dementiellen Syndromen konfrontiert. Auch unter Anwendung von gängigen Klassifikationsschemata (DSM-III-R, ICD-10) ist die Diagnose primär klinisch zu stellen und stützt sich zunächst auf eine demenzausgerichtete Psychopathologie, sowie auf Anamnese- und Fremdanamnese und auf den Verlauf. Erst in weiteren Schritten wird man dann zur klinischen und ätiologischen Einordnung Testverfahren und apparative Zusatzuntersuchungen anwenden.

4.1 Anamnese und Verlauf

Die Möglichkeit einer Anamneseerhebung bei Patienten hängt vom Schweregrad der Erkrankung ab, da nur bei leichter Demenz eine einigermaßen verläßliche Vorgeschichte erhoben werden kann. Die diagnostische Zuordnung von fortgeschrittenen dementiellen Syndromen bereitet meist erheblich weniger Schwierigkeiten als die Frühdiagnose leichter Formen. Dies wird noch unterstrichen durch das Fehlen biologischer Marker, die frühzeitig und zuverlässig auf eine Alzheimer-Demenz hinweisen.

Da Patienten mit Demenzen nur selten den Arzt allein aufsuchen, wird man sinnvollerweise mit einer Fremdanamnese beginnen. Überspielte kognitive Störungen und Auffälligkeiten im Alltagsverhalten lassen sich oft nur so in Erfahrung bringen. Der Verdacht auf eine Demenz liegt dann besonders nahe, wenn Angehörige zum Lebenslauf der Betroffenen besser informiert sind als diese selbst (Reisberg 1986). Ein weiterer wichtiger Aspekt fremdanamnestischer Erhebungen ist das Bestimmen des Ausgangsniveaus, d. h. Charaktereigenschaften und Fähigkeiten vor Ausbruch der Erkrankung.

Auch über den Verlauf wird man fremdanamnestisch wertvollere Angaben gewinnen. So ist z.B. eine Demenz vom Alzheimer-Typ an ein Bestehen der Störung von mehr als 6 Monaten gebunden, während plötzlich auftretende Ereignisse eher auf ein vaskuläres Geschehen hinweisen. Bei Kenntnis der Dauer der Erkrankung ergeben sich oft differentialdiagnostisch wertvolle Hinweise; ansonsten ist der interindividuelle Verlauf äußerst heterogen. So werden bei der Demenz vom Alzheimer-Typ z.B. Überlebenszeiten von nicht einmal einem bis zu 15 und mehr Jahren beobachtet. Intraindividuell wechseln sich dabei Phasen oder besser Schübe mit rascher und langsamer Progredienz ab, wobei die einzelnen Hirnleistungen zu unterschiedlichen Zeiten abnehmen bzw. ausfallen können. Charakterzüge und automatisierte Fähigkeiten bleiben allerdings auch über längere Zeiträume erstaunlich gut erhalten. Gute Leitlinien für eine Anamneseerhebung bei Patienten mit Hirnleistungsstörungen finden sich in dem Manual zur Dokumentation gerontopsychiatrischer Befunde (AGP-System; Gutzmann et al. 1989).

Die Frage der familiären Belastung läßt sich fast ausschließlich durch Angehörigenangaben eruieren. Während bei der senilen Form der Demenz (>65 Jahre) die meisten Fälle sporadisch auftreten, findet man bei der präsenilen Form, wenn sie zwischen dem 35. und 50. Lebensjahr auftritt, häufig erkrankte Verwandte 1. und 2. Grades.

4.2 Psychometrische Objektivierung

Das dementielle Syndrom wurde oben bereits anhand international anerkannter Diagnosekriterien wie DSM-III-R und ICD-10 definiert. Zur psychometrischen Objektivierung der neuropsychologischen Defizite stehen nun u.a. die folgenden Verfahrungsweisen zur Verfügung:

Mini-Mental-State (MMS; Folstein et al. 1975),
Syndromkurztest (SKT; Erzigkeit 1989),
Alzheimer's Disease Assessment Scale (ADAS; Mohs et al. 1983),
Nürnberger Altersinventar (NAI; Oswald u. Fleischmann 1986).

Auf den Mini-Mental-Status (MMS) und den Syndromkurztest (SKT) soll detaillierter eingegangen werden. Beide Tests sind für die Praxis geeignet und können z.T. auch nach Kriterien der BGOÄ abgerechnet werden. Das Delegieren der Befragung an geschultes Personal ist bei beiden Tests möglich.

Bei dem MMS handelt es sich um eine der ältesten Demenzskalen (Anhang, Exemplar 3); trotz evidenter Mängel (z.B. Nichtberücksichtigung der Reaktionsgeschwindigkeit) wird der Test von den Autoren wegen minimaler Vorbereitung und des einfach zu handhabenden Testmaterials zur Ergänzung des ärztlich-diagnostischen Gesprächs empfohlen. Eine Differenzierung zwischen dementen und hirnorganisch gesunden Patienten und auch, allerdings weniger gut, zwischen verschiedenen Demenzgraden wird ganz grob gewährleistet. Anthony et al. (1982) fanden im Rahmen einer Untersuchung eine Sensitivität von 87% bei einer Spezifität von 82% für das Erkennen einer Demenz. Kessler et al. (1991) konnten sogar zeigen, daß der Glukosestoffwechsel in temporopartietalen Arealen in linearer Abhängigkeit zum Punktewert in der MMS steht. Es handelt sich um einen gut standardisierten Kurztest (Untersuchungsdauer ca. 15 min) zur Prüfung der Bereiche Orientierung, Merkfähigkeit, Aufmerksamkeit, Konzentration, Erinnerungsfähigkeit und Sprachverständnis. Demente Patienten weisen einen Punktewert von 24 oder weniger auf; während nicht-demente Probanden eine maximale Punktzahl von 30 erreichen können.

Der SKT (Anhang, Exemplar 4), abrechnungsfähig mit einer durchschnittlichen Untersuchungsdauer von ca. 15 min, erfaßt besonders gut Aufmerksamkeits- und Gedächtnisstörungen; außerdem eignet er sich auch zur klinischen Einschätzung des Schweregrades eines hirnorganischen Psychosyndroms. Der SKT besteht aus 9 Untertests, die in Beobachtungszeiten von jeweils maximal 60 s durchzuführen sind. Im Untertest 1 werden 12 Bilder vorgelegt, deren Inhalt schnellstmöglich zu benennen ist. Nach Weglegen der Bilder sollen diese im Untertest 2 reproduziert werden. Im Untertest 3 sind auf einer magnetischen Arbeitstafel aufgezeichnete Zahlen vorzulesen, im Untertest 4 Magnetknöpfe mit den gleichen Zahlen der Größe nach zu sortieren und im Untertest 5 auf die Ausgangsfelder zurückzulegen. Untertest 6 fordert das Diskriminieren und Zählen eines Symbols aus einer Kette von 3 verschiedenen Symbolen. Untertest 7 (Interferenz) verlangt in einer Kette von 2 Buchstaben, die in zufälliger Reihenfolge vorgegeben sind, beim Lesen jeweils eines Buchstabens den anderen anzugeben. Im Untertest 8 sollen die anfangs vorgelegten Bilder erinnert werden und im Untertest 9 aus einer größeren Menge von Bildern herausgesucht werden. Der Vorteil des SKT ist die Kürze des Verfahrens, wobei unter Verwendung von Parallelformen Testwiederholungen auch nach kürzeren Zeitintervallen möglich sind.

Zur Abschätzung des in die Auswertung eingehenden prämorbiden Intelligenzniveaus wird der Mehrfachwahl-Wortschatztest empfohlen (Anhang, Exemplar 5). Er spricht auf zwei psychische Funktionen an: Bekanntes wiederzuerkennen und Bekanntes von Unbekanntem zu unterscheiden. Man legt der Testperson ein MWT-B-Formular mit der

Erklärung vor: »Sie sehen hier mehrere Reihen mit Wörtern. In jeder Reihe steht höchstens ein Wort, das Ihnen vielleicht bekannt ist. Es dürfen nie zwei Wörter durchgestrichen werden; Sie haben beliebig viel Zeit für die Bearbeitung«.

Das differenzierte Erfassen der Ausfallmuster im gesamten Spektrum der Demenzsymptomatik wird durch die »Alzheimer Disease Assessment scale« gewährleistet. Die ADAS prüft mit 11 kognitiven und 10 nichtkognitiven Items die verschiedenen Symptome der Demenz (Mohs et al. 1983; deutsche Version Weyer et al. 1992; Anhang, Exemplar 7).

4.3 Klinische Einschätzung des Schweregrades

Nach der psychometrischen Objektivierung der neuropsychologischen Defizite ist eine Schweregradbestimmung vorzunehmen. Damit kann das klinische Ausfallsmuster exakt erfaßt werden, das Ausmaß der Funktionsbeeinträchtigung im Alltag eingeschätzt werden (z.B. wichtig bei der Frage einer Heimunterbringung sowie für die Beurteilung der Geschäftsfähigkeit), und es kann z.B. bei sekundären Demenzen das therapeutische Vorgehen validiert werden. Für die Praxis geeignete Skalen sind:

Brief Cognitive Rating Scale (BCRS; Reisberg et al. 1983),
Blessed-Demenz-Skala (Blessed et al. 1968)
Global Deterioration Scale (GDS; Reisberg et al. 1982)
Gottfries-Brane-Steen Geriatric Rating Scale (GBS; Gottfries et al. 1982),
Sandoz Clinical Assessment Geriatric Scale (SCAG; Venn et al. 1986).

Die obengenannten Tests sind dem Bundesgesundheitsblatt entnommen. Da der Schweregrad von der klinischen Symptomatik abhängt, sind Überschneidungen der Tests mit den Vorgehensweisen zu erwarten, wie sie zur Beurteilung der Psychopathologie angegebenen wurden.

Die Autoren empfehlen die im deutschen Sprachraum gut validierten Reisberg-Skalen (Reisberg et al. 1985; deutsche Fassung Ihl u. Frölich 1991):

- Global Deterioration Scale (GDS),
- Brief Cognitive Rating Scale (BCRS),
- Functional Assessment Staging (FAST).

Die GDS ist eine Fremdbeurteilungskala, die auf einer 7teiligen Likert-Skala den Schweregrad kognitiver Ausfälle bei Demenzen einschätzbar macht. Die einzelnen Stadien und die dazugehörigen klinischen Bilder sind im Anhang, Exemplar 6, wiedergegeben. Auch bei diesem Test erfolgte im deutschen Sprachraum eine Außenvalidierung mittels PET (Kessler et al. 1991).

Noch besser geeignet zur Schweregradbestimmung ist die BCRS-Skala (Reisberg et al. 1985; deutsche Fassung Ihl u. Frölich 1991). In Ausweitung der GDS stellt sie eine besser operationalisierte Form dieser Skala dar und erfaßt mit 10 Unterskalen einen deutlich breiteren Bereich der Symptomatik dementieller Syndrome speziell der DAT. Die Skala erfordert ein Interview von 10–15 min. Dauer. Für eine einfache Zuordnung zu einem Schweregrad genügen die 5 Hauptskalen (Anhang, Exemplar 6).

Eine differenzierte Beurteilung ist aber nur über die 5 Nebenskalen und die Anwendung des Functional Assessment Staging (FAST) zu erreichen, die weiter unten beschrieben wird.

4.4 Beurteilung des Alltagsverhaltens

Störungen der Sozialkompetenz, die sich auf der Verhaltensebene bemerkbar machen, beeinträchtigen das Alltagsverhalten der Patienten unmittelbar und werden neben der klassischen Neuropsychologie mittels sog. ADL-Skalen erfaßt (›activities of daily living‹). Diese Skalen erfassen den Bereich der Pflegebedürftigkeit (ADL: Alltagsaktivitäten im Bereich von Grundpflegeparametern) und die sog. instrumentellen Alltagsaktivitäten und Kompetenz (IADL). Hierunter fallen v. a. Leistungen, die erbracht werden müssen, um noch außerhalb einer Institution selbständig leben zu können. Als geeignet haben sich erwiesen:

Beurteilungsskala für geriatrische Patienten (BGP; Kam et al. 1971),
Nürnberger Altersbeobachtungsskala (NAB; Oswald und Fleischmann 1986),
Nürnberger Altersalltagsaktivitätenskala (NAA; Oswald et al. 1989),
Functional Assessment Staging (FAST; Reisberg et al. 1985).

Die oben aufgeführte FAST (Functional Assessment Staging) ermöglicht neben einer Schweregradbestimmung eine besonders gut außenvalidierte Beurteilung der ›activities of daily living‹ (ADL). Neben Beziehungen zu computertomographischen Parametern finden sich klare Hinweise auf einen Zusammenhang mit gestörter Hirnfunktion gemessen mit Verfahren wie EEG, Hirndurchblutung und Glukoseverwertung. Im Anhang (Exemplar 6) finden sich die Items der FAST. Wie ersichtlich stellt die FAST eine erheblich differenziertere Operationalisierung der Beurteilungsbereiche V der BCRS dar. Dabei wird ein Schwerpunkt auf den Bereich der schweren Demenzen (Stadium 6 und 7) gelegt. Sie werden in 5 (Stadium 6) bzw. 6 (Stadium 7) Substadien gegliedert. Die FAST erfaßt somit ADL-Kriterien bei besonders ausgeprägten dementiellen Syndromen. Reisberg et al. (1985) legten bei der Abfassung der Skalen entwicklungspsychologische Kriterien zugrunde mit Zuordnung der FAST-Stadien zu Zeiten des Erwerbs einzelner Fähigkeiten in der Entwicklung gesunder Menschen.

ADL-Skalen werden nach neuesten Erkenntnissen auch dann als sinnvoll angesehen, wenn ein unterschiedlicher Bildungsgrad neuropsychologische Testverfahren in der Richtung beeinflußt, daß Demente mit einem hohen Bildungsgrad und guter prämorbider Intelligenz unterdiagnostiziert und Patienten mit nur wenigen Jahren Schulbildung und dementsprechend verminderter prämorbider Intelligenz überdiagnostiziert werden.

In einer Studie von 531 älteren Gesunden (Pittman et al. 1992), die einem neuropsychologischen Standardtest unterzogen wurden, erfüllten von denen, die eine Schulbildung von weniger als 8 Jahren hinter sich hatten, 18% die Kriterien für eine Demenz; von dem gebildeten Kollektiv kamen jedoch nur 4% in diesen Verdacht. Bei einer rechnerischen Eliminierung des Faktors ›Bildungsgrad‹ fiel auf, daß bei Patienten, die von ›dement‹ nach ›nicht dement‹ reklassifiziert werden konnten, die Fähigkeiten, normale Alltagsaktivitäten (ADL) auszuführen, nicht schlechter waren als bei gesunden Personen. Umgekehrt wiesen die Patienten, die zunächst als ›nicht dement‹, dann aber bildungskorrigiert als ›dement‹ beurteilt wurden, ADL-Funktionsdefizite auf.

Zieht man den Begriff ›Lebensqualität‹ in Betracht und rückt die Erhaltung kompetenten Verhaltens in den Mittelpunkt gerontologischer Forschung, wird deutlich, daß die ADL-Betrachtungsweise eine Lücke schließt, die bei alleiniger Anwendung klassischer Testpsychologie klaffen mußte. Unter kompetentem Verhalten werden dabei »jene individuellen Leistungen verstanden, welche die zum Leben in unserer derzeitigen sozialen und physikalischen Umwelt erforderlichen Anpassungs- und Verhaltensprozesse ohne spezielle Hilfen, d. h. ohne pflegebedürftig zu werden, ermöglichen« (Kanowski et al. 1990).

4.5 Nosologische Zuordnung mittels apparativer Diagnostik

Nach Erfassen des dementiellen Syndroms und seiner Schweregrade gilt es, das große Spektrum an Demenzen (Tabelle 1, s. S. 7) einerseits vom klinischen Aspekt her, auf der anderen Seite aber auch durch apparative Zusatzuntersuchungen wie EKG, Röntgenthorax, CT, NMR, SPECT, PET, EEG, Dopplersonographie und Laboruntersuchungen zu erfassen. Die für die Praxis relevanten Laboruntersuchungen sind in Tabelle 3 wiedergegeben. Auf strukturelle und funktionelle hirnabbildende Verfahren soll detaillierter eingegangen werden, da nun durch neuere technologische Weiterentwicklungen eine Palette von aussagefähigen Methoden zur Verfügung steht.

4.5.1 Strukturelle Verfahren (CT, MRT)

4.5.1.1 Computertomographie (CT). Die Technik der CT beruht darauf, daß ein gebündelter Röntgenstrahl beim Durchtritt durch biologisches Material nicht homogener Gewebezusammensetzung je nach Durch-

Tabelle 3. Wichtige laborchemische Untersuchungen zur Differenzialdiagnose der Demenz in der Praxis. (Nach Lang 1990)

Obligatorisch	Fakultativ
• Gefäßrisikofaktoren: – Blutdruck – Nikotinkonsum – Serumglukose – Harnsäure – Serumlipide • Blutbild mit Differentialblutbild, Blutsenkung • Nierenparameter (Kreatinin, Harnstoff-N), Urinstatus • Leberparameter (Bilirubin, Transaminasen, γ-GT, alkalische Phosphatase) • Elektrolyte (Natrium, Kalium, Kalzium, Magnesium Chlorid) • Liquordiagnostik (Zellzahl, Zelldifferenzierung, γ-Globulin, IgG, oligoklonale Banden, I/A-Quotient)	• Schilddrüsenparameter (T_3, T_4, TSH) • Vitamine (B_1, B_{12}, Folsäure, Schilling-Test) • Kupfer, Zöruloplasmin • Lösungsmittel und Schwermetalle (z.B. Toluol, Benzol, Blei, Quecksilber) • Suchtstoffscreening (z.B. Barbiturate, Benzodiazepine, Bromide, Alkohol) • Luesserologie, evt. auch im Liquor • HIV-Test • Blutgase (arteriell) • Muskelenzyme • Arylsulfatase A • α-Amylase • Herpes-, Maserntiter im Liquor

strahlungsrichtung unterschiedlich stark abgeschwächt wird. Die so gewonnene Information wird dann im Prinzip über einen Computer mittels eines bestimmten Rechenverfahrens, dem Hounsfield-Algorithmus, in zweidimensionale Bilder aus einzelnen Bildpunkten (Pixels) umgesetzt. Die Bilder werden üblicherweise in der transaxialen Schnittebene dargestellt und geben die Röntgendichte des Gewebes wieder.

Wenngleich die CT die Demenzdiagnostik sehr bereichert hat und als Routineverfahren in das diagnostische Prozedere zur Abklärung jedes dementiellen Syndroms auch in der Praxis aufgenommen werden sollte, muß die Wertigkeit des CT-Befundes doch differenziert betrachtet werden.

Unumstritten wichtig und die eigentliche Domäne der CT ist die Ausschlußdiagnostik von neurochirurgisch angehbaren sekundären Demenzen, wie z. B. chronisches Subduralhämatom, Normaldruckhydrozephalus oder Hirntumoren. Hier liefert die CT eine Ja-/Nein-Entscheidung, die bei einem positiven Befund zu einer therapeutischen Handlungsanweisung führt. Auch zur Erkennung von zerebrovaskulären Veränderungen leistet die CT einen wichtigen Beitrag. Zur Frühdiagnose der primären Demenzerkrankungen (wobei hier die Demenz vom vaskulären Typ einzuschließen ist), ist zum Wert der CT wie auch zu anderen bildgebenden Verfahren zu sagen, daß wie bei allen chronisch und schleichend verlaufenden Erkrankungen die ergänzenden und apparativen Verfahren häufig falsch-negative oder nicht sicher verwertbare Ergebnisse liefern, so daß oft Kontrolluntersuchungen notwendig und erst diese dann aussagekräftig sind

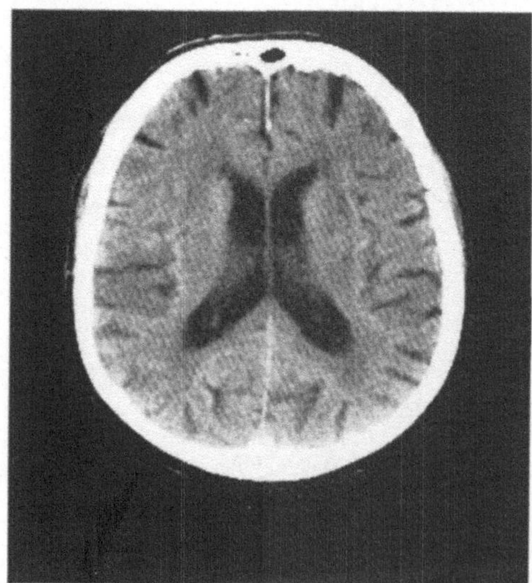

Abb. 5. Hirn einer 55jährigen Patientin mit schwerer Demenz. Im kranialen CT leichte Erweiterung der Hirnfurchen bei deutlicher Ventrikelerweiterung. Diskrete homogene Dichteminderung des Marklagers. Klinische Diagnose: M. Alzheimer

Tabelle 4. Wertigkeit von CT-Befunden in der Diagnostik einer Demenzerkrankung bei 175 Patienten mit dementiellem Syndrom. (Nach Varga et al. 1991)

CT-Klassifizierung	Häufigkeit (n)	[%]
Bestätigung der klinischen Diagnose	144	[82]
Differenzierung zwischen 2 Diagnosen	27	[15]
Unerwartete Primärdiagnose	1	[0,6]
Veranlassung einer weiteren Untersuchung oder Änderung des Behandlungsplans	4	[2]
Änderung der Prognose	5	[3]
Zusatzdiagnose	40	[23]
Fehlleitende Diagnose	2	[1]

(Ulmar 1991). Zusätzlich zeigen alle in der Literatur beschriebenen und quantifizierbaren Parameter zur positiven Diagnose der Demenz vom Alzheimer-Typ nur Gruppenunterschiede zwischen altersvergleichbaren Kontrollpersonen und Demenzkranken auf und sind damit für die Diagnose des Einzelfalls auch bei Kontrolluntersuchungen nicht immer sicher verwertbar (Lang et al. 1990; DeCarli et al. 1990).

In einer retrospektiven Untersuchung an 175 Patienten mit intellektuellen Defiziten, die zur diagnostischen Abklärung eines dementiellen Syndroms stationär in eine neurologisch-geriatrische Klinik aufgenommen wurden, trug die CT nur in 15% der Fälle zur Diagnosestellung bei, zumeist in der Differenzierung zwischen einer Demenz vom Alzheimer-Typ und einer Demenz vom vaskulären Typ. In 82% bestätigte die CT die klinische Diagnose und erbrachte keine neuen relevanten Informationen (Tabelle 4; Varga et al. 1991).

Als hilfreiche Zusatzuntersuchung zur Diagnosesicherung einer Demenz von Alzheimer-Typ im Vergleich zu Normalpersonen ist die CT ausführlich untersucht worden. Eine Reihe von qualitativen und quantitativen Parametern wurden auf ihre diagnostische Relevanz bei Demenz hin untersucht. Fünf verschiedene Methoden der CT-Analyse werden in der Literatur beschrieben: qualitative Beurteilungen durch erfahrene Radiologen, quantitative Dichtemessungen des Gewebes sowie quantitative lineare, planimetrische oder volumetrische Messungen bestimmter ausgewählter Regionen (sog. »regions of interest«). Ein besonderes Problem der Untersuchungen stellt immer die Auswahl einer geeigneten Kontrollgruppe dar. Ziel der Untersuchungen war jeweils, die Spezifität und Sensitivität der verschiedenen Parameter der kranialen CT zu definieren, um so

Tabelle 5. Spezifität und Sensitivität verschiedener CT-Kriterien für die Diagnose einer Demenz vom Alzheimer-Typ im Vergleich zu pathologischen Untersuchungen. (Zusammenstellung verschiedener Untersuchungen nach DeCarli et al. 1990)

Kriterium	Sensitivität	Spezifität	Kommentar
Pathologisch-anatomische Untersuchung des Gehirnes post mortem			
Ventrikelgröße	46 ± 20	90 ± 7	Die Sensitivität nimmt mit zunehmendem Alter ab und mit zunehmendem Demenzgrad zu.
Atrophie (Temporallappen)	35 ± 9	100	
Qualitative Beurteilung des CT-Befundes			
Ventrikelgröße	55 ± 26	82 ± 15	Mäßige Vergrößerung am sensitivsten. Temporallappen am frühesten und stärksten betroffen.
Atrophie	57 ± 23	81 ± 16	
Quantitative Beurteilungen verschiedener CT-Kriterien			
a. Lineare Ausmessungen			
Frontalhorn	32 ± 14	90	Die Sensitivität nimmt mit zunehmendem Alter ab
Dritter Ventrikel	68 ± 1 7	90	
Foramen Monroi	40 ± 17	90	
Sulci	33 ± 15	84 ± 10	
b. Planimetrische Ausmessungen			
Seitenventrikel	63 ± 25	90	Planimetrie besser als lineare Ausmessungen
Frontalhorn	75 ± 27	90	
Dritter Ventrikel	79 ± 27	90	
Interhemisphärischer Spalt	67 ± 39	90	
c. Volumetrische Ausmessungen			
Ventrikelvolumen	88 ± 17	90	Volumetrie besser als planimetrische Ausmessungen
Subarachnoidalvolumen	85 ± 14	90	
d. Volumetrische Ausmessungen im Zeitverlauf			
Ventrikel/Hirn Quotient (VBR)	100	100	Nur eine Untersuchung aus der Literatur bekannt!

charakteristische Hirnveränderungen im CT bei Demenz vom Alzheimer-Typ von den normalen Hirnstrukturen altersvergleichbarer Kontrollpersonen abgrenzen zu können. Als Sensitivität wird der Prozentsatz der DAT-Patienten verstanden, bei denen sich pathologische Werte in dem untersuchten CT-Parameter im Vergleich zu den entsprechenden gesunden Kontrollpersonen finden lassen. Die Spezifität des untersuchten Parameters wird definiert als der Prozentsatz der gesunden Kontrollpersonen, bei denen sich tatsächlich ein normaler Wert in dem untersuchten CT-Parameter findet. Diese beiden Parameter sind nicht unabhängig voneinander, da eine hohe Sensitivität immer eine größere Anzahl von Normalpersonen als krank befindet und damit weniger spezifisch ist. Umgekehrt wird bei Auswahl eines CT-Kriteriums mit hoher Spezifität immer eine gewisse Anzahl von Personen mit kognitiven Defiziten als gesund befunden mit den Resultaten einer niedrigeren Sensitivität. Kriterien mit hoher Spezifität haben diagnostische Relevanz. In Tabelle 5 werden Spezifität und Sensitivität verschiedener CT-Kriterien einander gegenüber gestellt und mit der makroskopischen Beurteilung der Hirnveränderungen bei einer pathologischen Untersuchung nach dem Tode verglichen.

Aus der Tabelle 5 wird ersichtlich, daß lediglich die volumetrische Quantifizierung bestimmter CT-Kriterien die Anforderungen von >80% Sensitivität bei gleichzeitig mindestens 90% Spezifität erfüllten, was eine Mindestanforderung für die diagnostische Relevanz eines Verfahrens ist. Die interindividuelle Varianz aller Liquorvolumina nimmt mit dem Lebensalter zu, daher kann kein CT-Kriterium in einer Querschnittuntersuchung eine sichere diagnostische Trennung zwischen Kranken mit einer Demenz vom Alzheimer-Typ und gesunden Normalpersonen vergleichbaren Alters ermöglichen. Besonders aussagekräftig scheint die longitudinale Untersuchung volumetrischer Parameter im CT zu sein. Durch die wiederholte Messung am selben Menschen wird die entscheidende interindividuelle Varianz herausgefiltert. Die gefundenen Gruppenunterschiede beruhen dann auf einer schnelleren Zunahme der Ventrikelvolumina über die Zeit bei der Demenz von Alzheimer-Typ. Allerdings existiert hierzu erst eine Untersuchung (Luxenberg et al. 1987), so daß die Relevanz dieser Parameter erst noch in Folgeuntersuchungen validiert werden sollte. Für das diagnostische Vorgehen in Praxis und Klinik läßt sich allerdings dieses aufwendige Vorgehen nur schwer verwerten. Ob longitudinale Untersuchungen mit konventioneller CT-Befundung (qualitative Untersuchungen in Tabelle 5 eine höhere Spezifität und Sensitivität haben als die nur leicht über der Zufallswahrscheinlichkeit liegende Sensitivität von im Mittel 55% bei Querschnittuntersuchungen, kann man zwar vermuten, ist aber nicht endgültig belegt.

4.5.1.2 Magnetresonanztomographie (MRT). Die MRT, auch Kernspinresonanztomographie (MR-Tomographie), oder »magnetic resonance imaging« (MRI) genannt, macht sich zunutze, daß Atome mit ungerader Massezahl ein magnetisches Moment besitzen und durch ein von außen angelegtes homogenes Magnetfeld parallel oder antiparallel ausgerichtet werden können. Wenn in diesem Zustand von außen ein elektromagnetischer Impuls einer bestimmten Frequenz, der Resonanzfrequenz, angelegt wird, werden die magnetischen Achsen der angeregten Atome gewissermaßen aus dem Magnetfeld herausgekippt. Nach Abschalten dieser Anregungsfrequenz klappen die magnetischen Achsen der angeregten Atome wieder in die Magnetfeldrichtung zurück. Dabei wird ein Impuls abgegeben, der mit einer Art Radioempfänger registriert werden kann (Huk et al. 1988). Verschiedene Meßzeiten werden unterschieden, z.B. T1- und T2-Zeiten. Im Prinzip lassen sich mit MRT-Bildern in hervorragender Auflösung die Gewebe anhand ihres Wassergehaltes differenzieren.

T2-gewichtete Bilder des Gehirns sind im Nachweis von Marklagerveränderungen der CT überlegen. Eine Vielzahl von Studien haben in den letzten 5 Jahren die erhöhte Sensitivität der MR-Tomographie gegenüber vaskulären Veränderungen belegt; hierbei wurde aber auch eine verminderte Spezifität gegenüber den Veränderungen bei normaler Hirnalterung deutlich. Wenn man eine Kosten-Nutzen-Analyse für CT und MR-Tomographie erstellt, schneidet die CT in der Demenzdiagnostik wesentlich günstiger als die MR-Tomographie ab.

4.5.2 Funktionelle Verfahren (CBF/SPECT, PET, EEG)

Bei funktionellen Verfahren sind bestimmte Rahmenbedingungen zu beachten wie Standardisierung der Untersuchungsbedingungen und Einfluß der Medikation während der Untersuchung, die auch für die elektrophysiologischen Untersuchungsmethoden zutreffen. Sowohl CBF/SPECT als auch PET sind aufwendige Methoden und kommen in der täglichen Praxis nur in Betracht, wenn eine Überweisung in eine entsprechende Institution (meist Universitätskliniken) wegen einer speziellen Fragestellung erfolgt. Die nun folgende Darstellung erfolgt deshalb mehr aus Gründen der Informationsvermittlung.

4.5.2.1 Single-Photonenemissionstomographie (SPECT). Das Prinzip der Single-Photonenemissionstomographie (SPECT) beruht darauf, daß Radionuklide, die unter Aussendung von γ-Quanten zerfallen, ins venöse Blut injiziert werden und mittels einer γ-Kamera oder Ringdetektoren

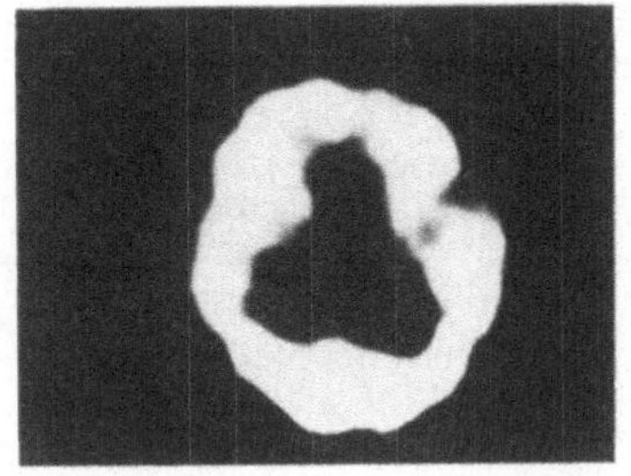

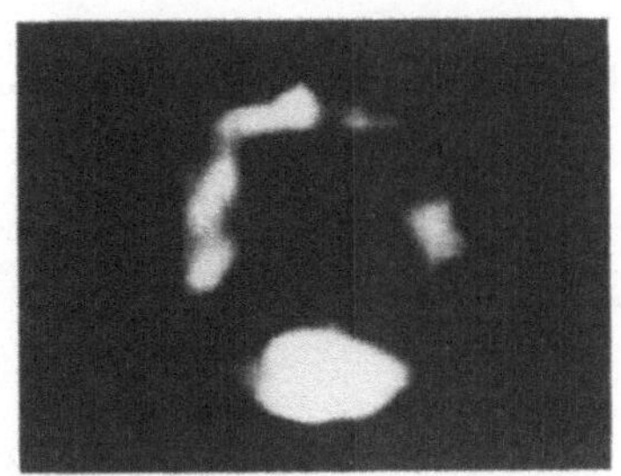

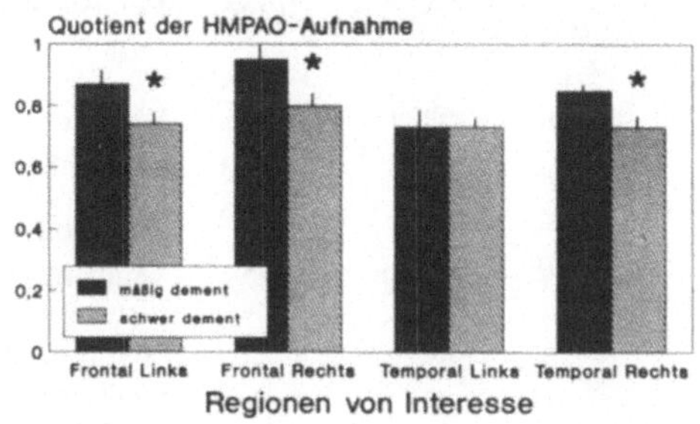

Abb. 6. Perfusion des Hirngewebes gemessen mittels HMPAO-SPECT bei Demenzpatienten

nachgewiesen werden. Diese Radionuklide reichern sich aufgrund ihrer physikochemischen Eigenschaften entsprechend der Perfusion des Gewebes im Hirnparenchym an. Verwendet werden einerseits jodmarkiertes Isopropylamphetamin (IMP), in neuerer Zeit aber besonders technetiummarkiertes Hexamethylpropylenaminoxim (HMPAO), das in der Herstellung einfacher und in der Strahlungsenergie wegen der Verwendung von Technetium als Radioelement günstiger ist. Mit der SPECT sind auch Versuche unternommen worden, Rezeptoren am lebenden Patienten darzustellen. Im Gegensatz zu der Untersuchung der Hirnperfusion sind diese Ansätze aber nicht in die klinische Routine eingegangen. Ein entscheidender Nachteil der SPECT ist, daß sich die Ergebnisse nur als Relativwerte bezogen auf eine Normregion (zumeist das Kleinhirn oder die Gesamthemisphäre) darstellen lassen. Das räumliche Auflösungsvermögen dieser Technik ist geringer als das der PET, die SPECT ist aber auch mit wesentlich geringerem apparativem und personellem Aufwand verbunden; sie ist also für die klinische Routine nutzbar.

Tabelle 6. Fluordeoxyglukose-PET bei der Demenz vom Alzheimer-Typ. Übersicht über bisherige Untersuchungen. (Aus: Frölich et al. 1992)

Diagnose	n	Schweregrad	Jahr	Ergebnisse (Untersucher, zit. in Frölich et al. 1992)
DAT	7	Unterschiedlich	1980	Hypometabolismus temporal und frontal >parietal (Ferris et al. 1980)
DAT	11	Unterschiedlich	1982	Hypometabolismus temporal >frontal>subkortikal (Farkas et al. 1982)
DAT und MID	11	Unterschiedlich	1983	Variabler Hypometabolismus (Benson et al. 1983)
DAT	24	Leicht bis schwer	1983	Hemisphärischer und parietaler Hypometabolismus (de Leon et al. 1983)
DAT	10	Unterschiedlich	1983	Frontale und temporo-parietale Quotienten bei DAT >Kontrollen (Friedland et al. 1983)
DAT	20	Unterschiedlich	1984	Temporaler>parietaler >frontaler Hypometabolismus; Asymmetrie korrelierte mit klinischem Ausfall (Foster et al. 1984)
DAT	17	Leicht bis schwer	1984	Verbaler IQ korreliert mit linksseitigem, Handlungs-IQ mit rechtsseitigem Hypometabolismus (Chase et al. 1984)
DAT	7	Leicht bis schwer	1985	Schweregrad korreliert mit metabolischem Ausfallmuster: parietal >frontal>okkzipital (Cutler et al. 1985)
DAT	10	Leicht bis schwer	1985	Temporo-parietaler Hypometabolismus, Asymmetrie korreliert mit neuropsychologischen Ausfällen (Haxby et al. 1985)
DAT	18	Leicht bis schwer	1985	Rechts->linkshemisphärischer Hypometabolismus bei Patienten <65 Jahre (Koss et al. 1985)
DAT (NINCDS/ ADRDA)	17	Nicht dokumentiert	1986	Primär linksparietale und temporale metabolische Ausfälle (Alavi et al. 1986)

Diagnose	n	Schweregrad	Jahr	Ergebnisse (Untersucher, zit. in Frölich et al. 1992)
DAT (NINCDS/ ADRDA)	21	Leicht bis schwer (wiederholte Untersuchung)	1986	Parietale >temporale> frontale metabolische Defizite; anfangs starke, später nur geringe Zunahme der Defizite (Duara et al. 1986)
DAT (NINCDS/ ADRDA)	22	Leicht bis schwer	1986	Parietaler >temporaler Hypometabolismus, metabolische Defizite gehen neuropsychologischen Dysfunktionen voraus (Haxby et al. 1986
Demenz (CT/MRI/PET)	14	Unterschiedlich	1986	Asymmetrien, temporaler >frontaler> parietaler Hypometabolismus (McGeer et al. 1986)
Gedächtnis-störungen	28	Nur subjektiv bis mäßig	1987	Parietal/kaudatothalamischer Quotient bei Patienten <Kontrollen vor Diagnose (Kuhl et al. 1987)
Gedächtnis-störungen	63	Nur subjektiv bis leicht	1987	Links- >rechtsseitiger Hypometabolismus; rechtsseitige Defizite länger asymptomatisch (Loewenstein et al. 1987)
DAT (NINCDS/ ADRDA)	7	Leicht bis schwer	1987	Abnorme temporale Aktivierung durch kognitive Aufgabe (Miller et al. 1987)
DAT (NINCDS/ ADRDA)	6	Zunehmend (wiederholte Untersuchung)	1988	Parietaler Hypometabolismus zunehmend von erster auf zweite Untersuchung (Jagust et al. 1988)
DAT (NINCDS/ ADRDA)	16	Unterschiedlich (dynamische Untersuchung)	1989	Bidirektionaler Glukosetransport intakt, temporo-parietaler >frontaler> okzipitaler Hypometabolismus (Friedland et al. 1989)

Bei der Demenz vom Alzheimer-Typ findet sich typischerweise eine verminderte Anreicherung des HMPAO, entsprechend der Hirnperfusion, in parieto-temporalen Bereichen (Abb. 6; Frölich et al. 1989). In Abhängigkeit vom Schweregrad der Demenz sind auch frontale Bereiche betroffen und weisen eine zumeist symmetrische Perfusionsminderung auf.

4.5.2.2 Positronenemissionstomographie (PET). Mit der Positronenemissionstomographie (PET) mit $[^{18}F]$-Fluordeoxyglukose (FDG) oder mit $[^{15}0]$-Sauerstoff kann die regional-anatomische Verteilung der Glukoseaufnahme und des O_2-Verbrauchs gemessen werden (Heiss et al. 1985).

Die Technik ergibt tomographisch rekonstruierte Bilder und quantitative Bestimmungen der Verteilung von positronenmarkierten Substanzen, die unter der Annahme von kinetischen Modellen einem Querschnittbild des Glukose- oder O_2Verbrauchs entsprechen. Die besondere Bedeutung dieses Stoffwechselweges ergibt sich daraus, daß das Gehirn mehr als jedes andere Organ zur Aufrechterhaltung seiner Funktion und Struktur auf die ungestörte Utilisation von Glukose angewiesen ist (Siesjö 1978). Nur im Hungerzustand und vielleicht im hohen Alter (Gottstein et al. 1971) sowie unter pathologischen Bedingungen (Hoyer u. Nitsch 1989) kann Glukose durch Ketonkörper oder Aminosäuren teilweise ersetzt werden. Die Glukose wird nach der Aufnahme in die Zellen zunächst glykolytisch im Zytosol und dann oxidativ im Mitochondrion abgebaut. Die dabei freiwerdende Energie wird in Form energiereicher Adeninnukleotide gespeichert, die im wesentlichen für die Aufrechterhaltung des Membranpotentials und die Prozesse der Neurotransmission benötigt werden. Veränderungen von Glukose- und O_2-Verbrauch gehören zu den am besten dokumentierten biologischen Befunden bei der DAT. Bereits 1978 beschrieb

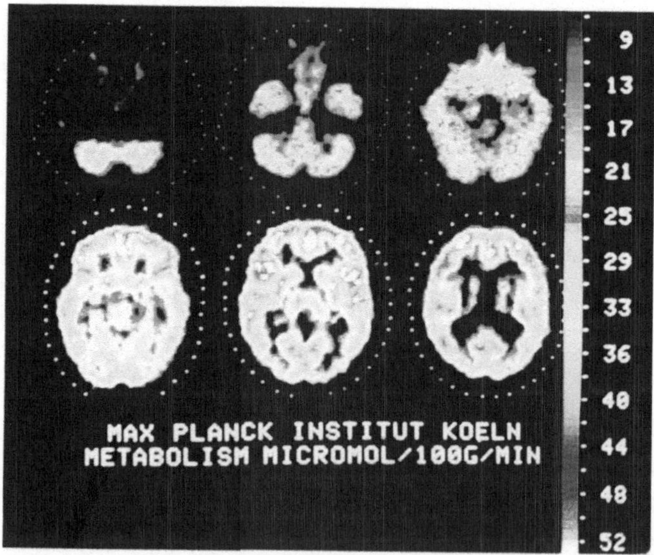

Abb. 7. Positronenemissiontomographie-Schnittbilder (PET) des regionalen Glukosestoffwechsels im Gehirn bei gesunden Probanden. Die anatomischen Strukturen des Gehirns können in den PET-Bildern eindeutig zugeordent werden. Werte der regionalen Stoffwechselrate in µmol/100 g/min können auf der Farbskala abgelesen werden. (Aus: Heiss 1984)

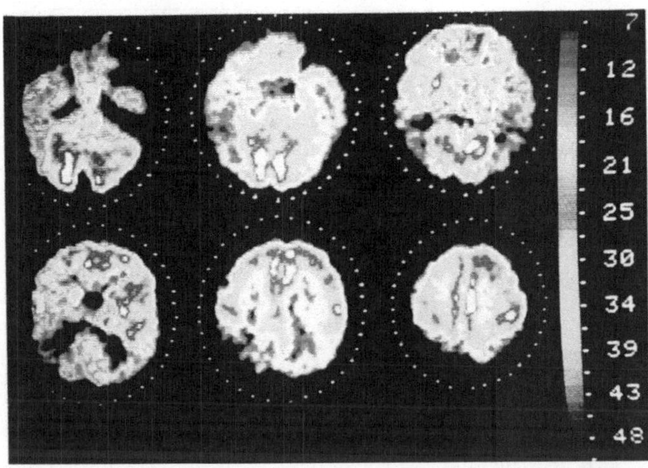

Abb. 8. PET-Schnittbilder des regionalen Glukosestoffwechsels im Gehirn bei Patienten mit primär degenerativer Demenz vom Alzheimer-Typ. Die Werte der Stoffwechselraten sind diffus vermindert, wobei sich parietal die tiefsten Werte finden. (Aus: Heiss 1984)

Hoyer (1978) Reduktionen des zerebralen Glukoseverbrauchs, während der zerebrale O_2-Verbrauch im Beginn der Erkrankung nur wenig vermindert war (Lassen et al. 1960). Für Patienten mit einer präsenilen DAT und einer kurzen Krankheitsdauer von weniger als 2 Jahren konnte diese Imbalance zwischen Glukose- und O_2-Verbrauch später deutlich herausgestellt werden (Hoyer et al. 1988). Aus methodischen Gründen erlaubten die genannten Untersuchungen nur Aussagen über die globalen oder hemisphärischen Stoffwechselparameter.

In zahlreichen Untersuchungen im letzten Jahrzent (Tabelle 6) bestätigten sich die Reduktionen der zerebralen Glukoseaufnahme auf Werte von 2.21–4.16 mg/100 g/min und des zerebralen O_2-Verbrauchs auf Werte von 1.6–2.8 ml/100 g/min. Zusätzlich fand sich typischerweise ein charakteristisches Muster der reduzierten Glukoseaufnahme. Primär zeigen sich Verminderungen in parieto-temporalen Kortexarealen, welche sich in späteren Stadien auf frontale Areale ausdehnen (Abb. 7 und 8). Weitere Untersuchungen ergaben Korrelationen zwischen verschiedenen neuropsychologischen Parametern (z. B. Sprachstörungen oder Raumorientierungsstörungen) und der asymmetrisch reduzierten Glukoseaufnahme in den korrespondierenden Kortexarealen (Cutler et al. 1985; Haxby et al. 1985). Erwähnenswert sind die Befunde einer wiederholten Bestimmung der regionalen Glukoseaufnahme und neuropsychologischer Testung bei Patienten vor und im Beginn einer klinisch faßbaren DAT. Bei einer ersten Untersuchung zeigten sich im Vergleich zu altersentsprechenden Kon-

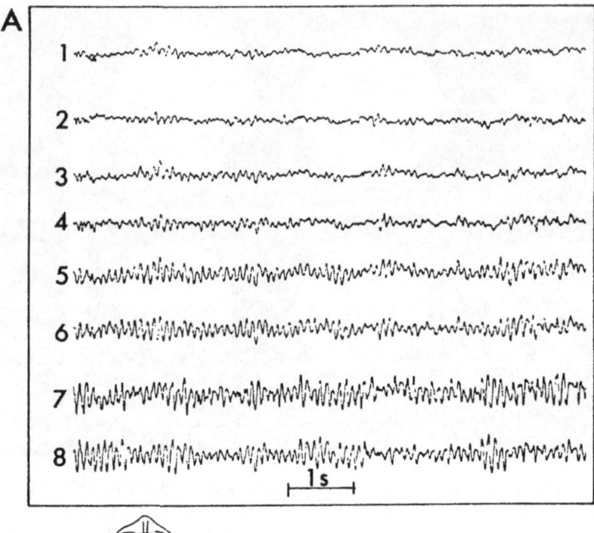

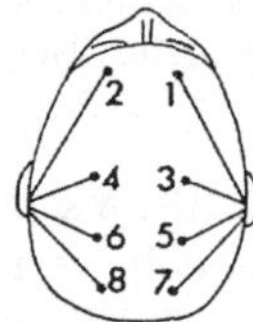

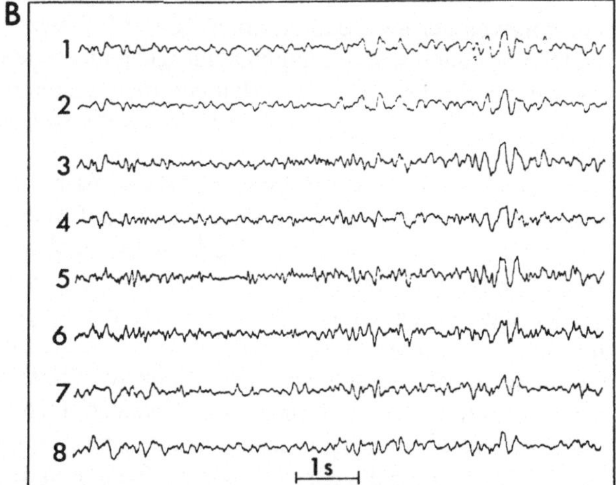

Abb. 9. Elektroenzephalographische (EEG-) Befunde bei einem Gesunden (*A*) und bei der Demenz vom Alzheimer-Typ (*B*; vermehrte, diffuse Einlagerung langsamerer Wellen). (Aus: Krämer 1989)

trollen keine Verminderungen der Glukoseutilisation. Bei einer zweiten Untersuchung fand sich dann eine verminderte Glukoseutilisation im rechten Parietallappen und ein Anstieg in subkortikalen Regionen. In einer dritten Untersuchung ergab sich eine verminderte Glukoseaufnahme in beiden Parietallappen. Die Stoffwechselveränderungen zeigten sich insbesondere bei Patienten, die zwar schon Gedächtnisdefizite, aber noch keine parietal bedingten neuropsychologischen Ausfälle aufwiesen. Dies legt nahe, daß die metabolischen Veränderungen die neuropsychologischen Defekte verursachen und daß klinische Veränderungen im Sinne von neuropsychologisch faßbaren Symptomen erst deutlich werden, nachdem eine meßbare Verminderung der Glukoseaufnahme aufgetreten ist (Haxby et al. 1986). Im späteren Verlauf der Erkrankung kommt es dann zu keiner ausgeprägten Verminderung der Stoffwechselparameter mehr. Die früheren Untersuchungen wurden zumeist unter mehr oder weniger definierten Ruhebedingungen durchgeführt. In neuerer Zeit wurde FDG-PET unter kognitiven Aufgaben angewandt (Kessler et al. 1991). Es zeigte sich eine abnorme Aktivierung des Temporallappens als Resultat der gestörten Informationsverarbeitung bei DAT. Die Stoffwechselparameter unter kognitiver Aufgabenstellung erlaubten eine bessere Gruppenunterscheidung der dementen Patienten von gesunden als unter Ruhebedingungen (Miller et al. 1987).

Aufgrund der verbesserten technischen Qualität der verfügbaren PET-Geräte ließen sich in letzter Zeit einige der früher vorgebrachten methodischen Einwände gegen die beschriebenen Glukosestoffwechselminderungen ausräumen. Hirngröße, Hirnatrophie oder zerebrovaskuläre Risikofaktoren beeinflußten die Stoffwechselparameter in nur geringem Maße (ca. 20% der beobachteten Varianz nach Multivarianzanalyse; Yoshii et al. 1988). Dynamische PET-Untersuchungen zeigten, daß die Stoffwechseldefekte nicht an einer Einschränkung der Transportkapazität der Blut-Hirn-Schranke für Glukose liegen, sondern die verminderte Hexokinaseaktivität in den Kortexarealen wiederspiegeln (Friedland et al. 1989). Biochemische Untersuchungen hatten zuvor eine Verminderung des Glukosetransporters an der Blut-Hirn-Schranke nachgewiesen (Kalaria u. Harik 1989), obwohl die allgemeine Funktion der Blut-Hirn-Schranke nicht gestört erscheint.

Ein grundsätzliches Problem der FDG-PET Untersuchungen besteht darin, daß die Glukoseaufnahme, welche mit der Methode erfaßt wird, keine Hinweise auf die Effizienz des Energiestoffwechsels gibt (Gjedde 1987). Die $[^{15}O]$-O_2-PET, die wegen der kurzen Halbwertszeit des verwendeten Tracers methodisch sehr viel aufwendiger ist, erfaßt den Energiestoffwechsel besser, da der O_2-Verbrauch der oxidativen Phosphorylierung parallel geht und nur der Anteil der Glukose, welcher über

Tabelle 7. EEG-Veränderungen im Verlauf des »normalen« Alterungsprozesses. (Nach Zimmermann 1984)

Alter (Jahre)	Geschlecht	Dominante α-Frequenz [8 – 13 Hz]	Literatur
>60	–	< 8 Hz	Mengoli (1952)
75	–	9,4 Hz	Mundy-Castle et al. (1954)
60–74 75–94 60–74 75–94	m m w w	9,4 ± 0,7 Hz 8,9 ± 0,9 Hz 9,7 ± 0,8 Hz 9,1 ± 0,6 Hz	Busse u. Obrist (1963)
<60	–	10,2–10,5 Hz	Brazier u. Finesinger (1944)

Laktatdehydrogenase anaerob in die Energiebildung eingeht, nicht erfaßt wird. Für mäßig bis schwer demente Patienten fand sich eine Korrelation des O_2-Verbrauchs mit dem Schweregrad der Erkrankung (Frackowiak et al. 1981). Obwohl sich ein Anhalt für die Hypothese findet, daß es bei DAT zu einer Entkoppelung von Glukose- und Sauerstoffverbrauch kommt, wurde mit Hilfe des PET bisher noch keine Untersuchung durchgeführt, in denen beide für die Energiebildung nötigen Substrate gleichzeitig gemessen wurden. Es konnte gezeigt werden, daß die technischen Voraussetzungen für die methodisch aufwendige simultane Messung von Glukoseaufnahme und O_2-Verbrauch am Menschen gegeben sind (Baron et al. 1992).

4.5.2.3 Elektroenzephalogramm (EEG). Das EEG ist für die Praxis und Klinik eine der am häufigsten eingesetzten Zusatzuntersuchungen. Die Beliebtheit ist bedingt durch einfache Durchführbarkeit, Nichtinvasivität und durch die für den geschulten Auswerter hohe differentialdiagnostische Wertigkeit der Methode. Obwohl nicht verschwiegen werden soll, daß bei Demenzen häufig Normalbefunde auftreten und somit den diagnostischen Wert des EEGS in Frage stellen, sind doch während des physiologischen Alterungsprozesses und bei der Demenz Veränderungen nachweisbar, die bei Kenntnis klinischer Fakten und Befunde anderer Zusatzuntersuchungen weiterhelfen.

Tabelle 8. EEG-Parameter zur Differenzierung zwischen »normal« Gealterten (Alter: 74,7 ± 7,0 Jahre) und Demenzpatienten (Alter: 76,6 ± 6,5 und 78,1 ± 6,0 Jahre) – Anteil am Kollektiv. (Soininen et al. 1982)

	»Normal-befund« [%]	»Allgemeinveränderung« [%]	Vermehrung von ϑ-/δ-Aktivität [%]	Asymmetrie [%]	Paroxysmale Aktivität [%]
»Gesunde« n = 91	71,4	5,5	42,8	links: 27,5 rechts: 2,2	1,0
Demenz-patienten n = 84	6,0	79,8	76,1	links: 19,1 rechts: 9,5	10,7

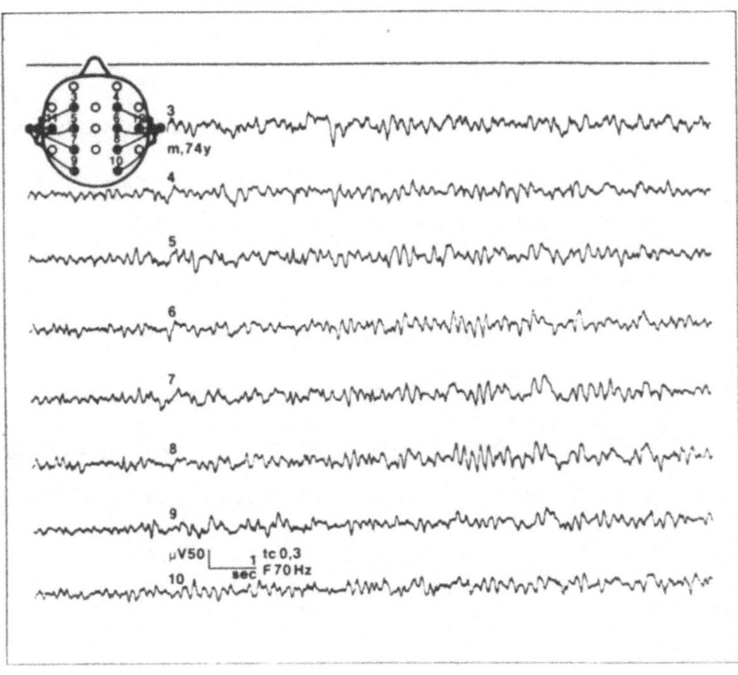

Abb. 10. Multiinfarktdemenz (74 Jahre, männlich). Verlangsamte α-Aktivität. Vermehrung von ϑ-δ-Aktivität mit Schwerpunkt δ-links präzentrotemporal. (Zimmermann 1984)

Bevor EEG-Befunde bei Demenzen beschrieben werden, soll auf Veränderungen hingewiesen werden, die während des normalen Alterungsprozesses auftreten. Der auffälligste Befund ist dabei eine Verlangsamung der α-Grundtätigkeit verbunden mit einer Abnahme seiner Ausprägung (Tabelle 7).

Bei differentialdiagnostischen Erwägungen müssen die Befunde immer unter dem Aspekt der zu vermutenden Demenzform gesehen werden. Bei den degenerativen Demenzen, speziell der Demenz vom Alzheimer-Typ (eine Differenzierung innerhalb dieser großen Gruppe mittels EEG ist kaum möglich), sieht man dann in Abhängigkeit von der Dauer und dem Schweregrad der Erkrankung eine weitere Abnahme der Ausprägung der α- und β-Tätigkeit und eine diffuse Zunahme an ϑ- und δ-Wellen. Eine diffuse Vermehrung von langsamer (δ und ϑ) und eine Abnahme rascher EEG-Frequenzen (α und β) eignet sich prinzipiell zum Erkennen von

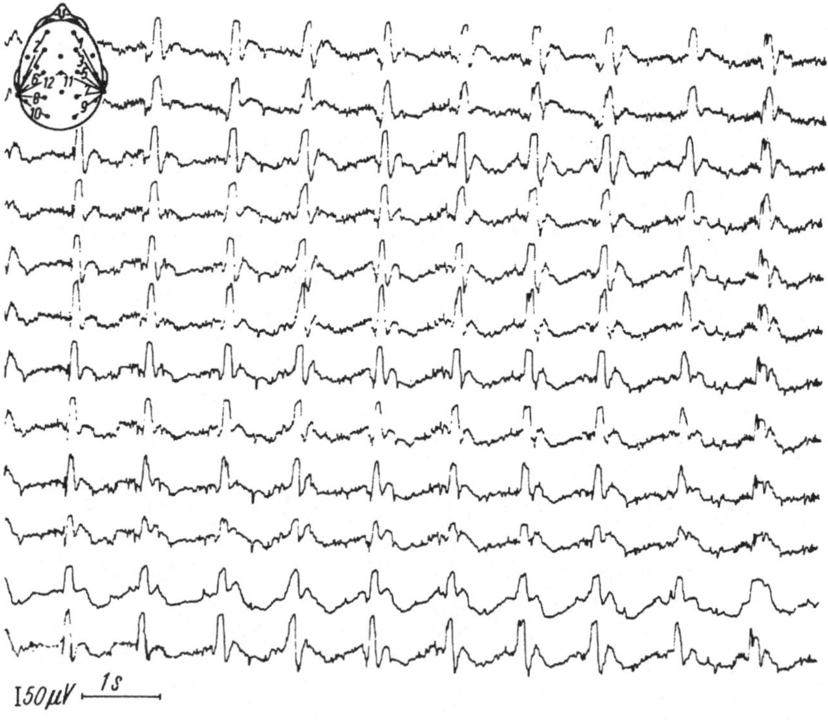

Abb. 11. EEG bei einem Patienten mit der Jacob-Creutzfeldt-Erkrankungen mit repetetiven rhythmisch generalisierten, triphasischen sharp waves, die in regelmäßigen Abständen erfolgen. (Aus: Christian 1982)

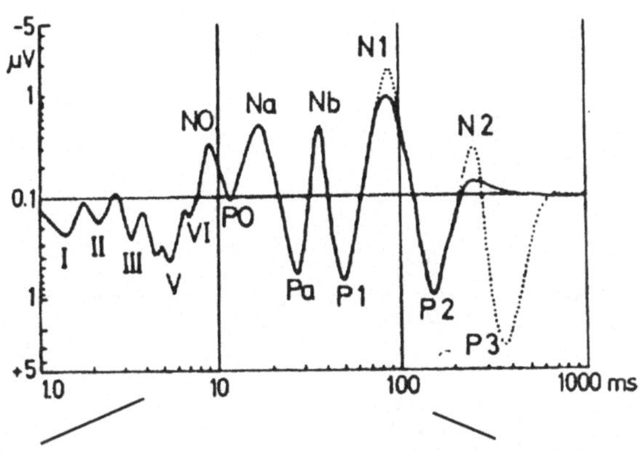

Exogene Komponenten
(Reizkorrelierte Potentiale)

Endogene Komponenten
(Ereigniskorrelierte Potentiale)

Beeinflußt durch

Reizmodalität
Reizintensität
Reizqualität
Reizdauer
Reizfrequenz
Reizausdehnung
Reizstruktur

- Intrapsychische Gegebenheiten bei der
  - Detektion des Reizes
  - Mustererkennung des Reizes
  - Kategorisierung des Reizes
- Spezifische Instruktion für die Verarbeitung des Reizes
- Subjektive Erwartung für Reize (globale und lokale Auftretenswahrscheinlichkeit von Reizen)
- Bewußtseinslage
- Selektive Aufmerksamkeit

Abb. 12. Exogene und endogene Anteile evozierter Poteniale (Nach Olbrich 1987)

organischen Prozessen. Abb. 9 zeigt typische EEG-Befunde bei der DAT, wobei in Tabelle 8 EEG-Parameter zur Differenzierung zwischen normalen älteren Patienten und Demenzpatienten wiedergegeben sind.

Wertvolle differentialdiagnostische Ansätze mittels EEG finden sich bei den beiden großen Gruppen der degenerativen und vaskulären Demenzen. Im Gegensatz z.B. zur Alzheimer-Demenz überwiegt bei Multiinfarktdemenz ein zwar oft verlangsamter, meist aber gut ausgeprägter Grundrhythmums mit einer fokalen Zunahme von ϑ- und δ–Aktivität (Abb. 10).

Spezifische EEG-Befunde in Form von repetitiven bilateral-synchronen bi- oder triphasischen »sharp waves« mit einer Wiederholungsfrequenz von 2-1, 5-1/s finden sich bei einer Demenz im Rahmen der selten auftretenden Jacob-Creutzfeld-Krankheit (Abb. 11). Weitere typische Befunde

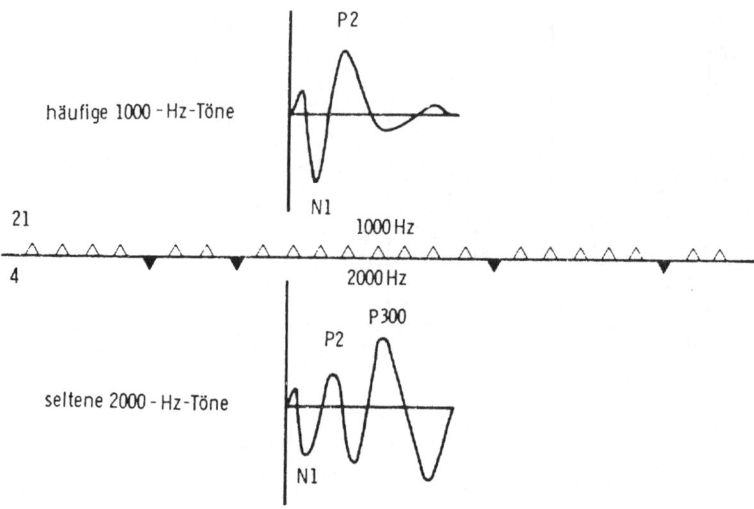

Abb. 13. Schematische Darstellung einer P300-Entstehung. Nach 21 häufigen Tönen (1000 Hz) Ausbildung eines Primärkomplexes (*N1* und *P2*) ohne P300. Nach Applikation von 4 seltenen Tönen (2000 Hz), die mitgezählt wurden, ist die P300-Welle deutlich sichtbar. (Aus: Maurer et al. 1990)

lassen sich bei manchen sekundären Demenzformen, wie z. B. dementielle Syndrome ausgelöst durch neurochirurgisch angehbare Erkrankungen, nachweisen.

4.5.2.4 Evozierte Potentiale (EP). Bei den evozierten Potentialen ist zwischen reizbezogenen »exogenen« und ereignisbezogenen »endogenen« Wellen zu differenzieren (Abb. 12). Die exogenen Anteile sind die stabileren und meist nur bei definierten Hirnläsionen verändert. Obwohl sich vereinzelt überzeugende Alterationen der 3 Hauptgruppen (visuell evozierte Potentiale [VEP], somatosensibel evozierte Potentiale [SEP] und frühe akustisch evozierte Potentiale [FAEP]) fanden, sind exogene Wellen zur Demenzdiagnostik nur dann einsetzbar, wenn es gilt, bei den wenig kooperativen Patienten festzustellen, ob zusätzlich eine Seh- oder Hörstörung vorhanden ist.

Die endogenen Wellen, speziell die P300, eignen sich zu Abschätzung kognitiver Defizite, da die Wellenentstehung von der korrekten Lösung einer Aufgabe abhängt. Die P300 entsteht z. B. nur dann, wenn von 2 verschiedenartigen und unerwarteten Reizen (häufige hohe und seltene tiefe Töne) das seltenere Ereignis erkannt wird (Abb. 13). Es entsteht dann bei ca. 300 ms eine langsame positive Auslenkung mit hoher Amplitude

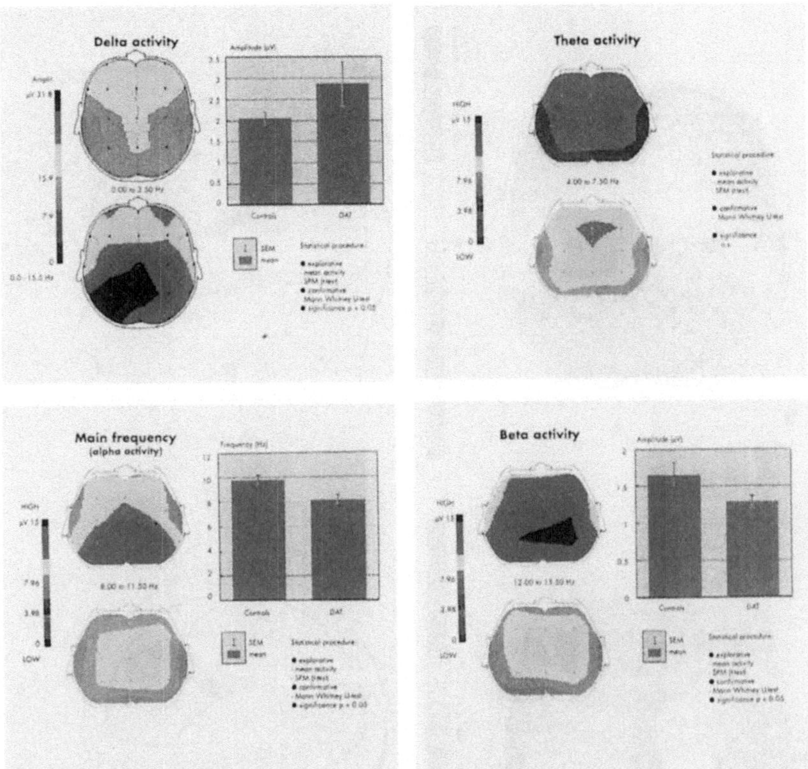

Abb. 14. *Oben links:* Topographische EEG-Aktivität der δ-Tätigkeit bei geriatrischen Kontrollpersonen (*oberes Kopfformat*) und bei DAT-Patienten (*unteres Kopfformat*). Die Zunahme an δ-Tätigkeit im parietalen Bereich bei der DAT war signifikant ($p < 0,05$). *Oben rechts:* Topographische EEG-Aktivität der ϑ-Tätigkeit bei Kontrollen (*oberes Kopfformat*) und bei DAT-Patienten (*unteres Kopfformat*) mit nichtsignifikanter Zunahme bei DAT-Patienten. *Unten links:* Topographische EEG-Aktivität der α-Tätigkeit bei Kontrollen (*oberes Kopfformat*) und bei DAT-Patienten (*unteres Kopfformat*) mit Abnahme an α-Tätigkeit und der Grundfrequenz bei DAT-Patienten ($p < 0,05$). *Unten rechts:* Topographische EEG-Aktivität der β-Tätigkeit bei Kontrollen (*oberes Kopfformat*) und bei DAT-Patienten (*unteres Kopfformat*) mit signifikanter Abnahme an β-Tätigkeit bei DAT-Patienten ($p < 0,05$). (Aus: Maurer et al. 1990)

(ca. 15 μ). Bei den Demenzen ist die P300 in der Regel in ihrer Latenz verlängert und in der Amplitude reduziert. Da die P300-Methode an die aktive Mitarbeit von seiten der Patienten gebunden ist, eignet sie sich nur zur Testung von leichten bis mittelgradigen Demenzen.

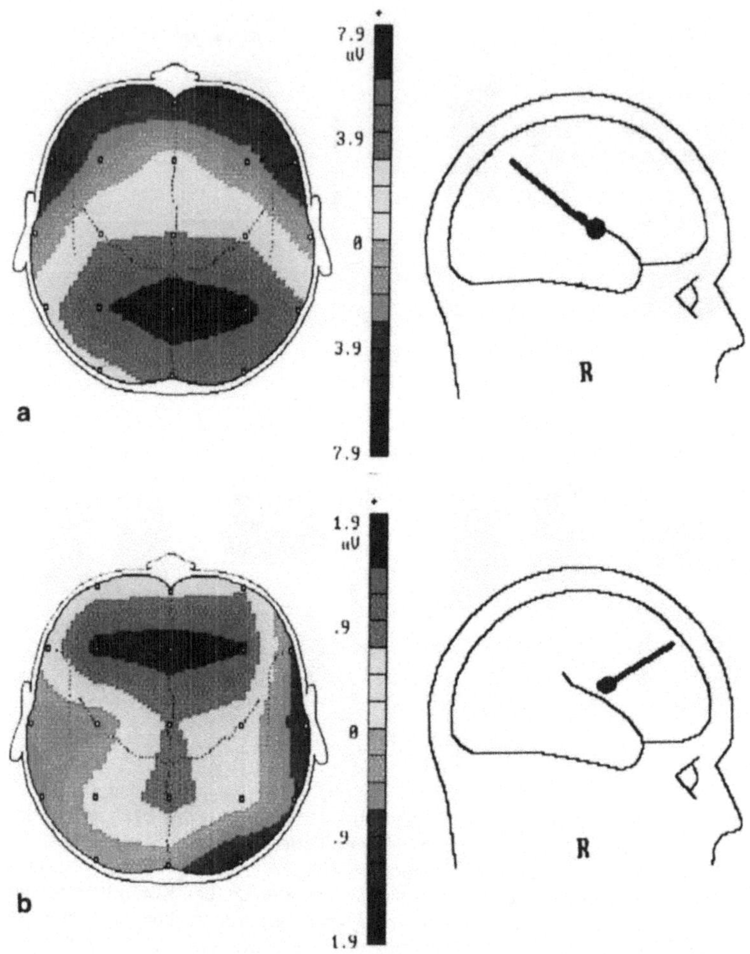

Abb. 15. Topographische Darstellung der P300-Tätigkeit bei Kontrollpersonen (**a**) und bei DAT-Patienten (**b**) mit frontaler P300-Verlagerung bei DAT-Patienten. Rechts jeweils die Darstellung der äquivalenten Dipole. (Aus: Maurer u. Dierks 1991)

4.5.2.5 Topographische Darstellung der elektrischen Hirntätigkeit (»Brain Mapping«). Mit der Mapping-Methode gelingt eine topographische Darstellung der eben bei der Demenz beschriebenen EEG- und EP-Veränderungen. Die Abb. 14 zeigt den Vergleich zwischen EEG-Aktivitäten bei geriatrischen Kontrollen und DAT-Patienten. Wie oben schon beschrieben, erfuhr die δ-Tätigkeit eine symmetrische Zunahme, die frontal und v. a. parietal unter Aussparung der primären sensorischen und motorischen Areale im Zentral- und Okzipitalbereich auftrat. Bei der α-Tätigkeit zeigte sich eine Frequenzverlangsamung von 10 auf 7 Hz (p <0,05). Die α- und β-Tätigkeit war bei der DAT im Vergleich zu geriatrischen Kontrollpersonen statistisch signifikant verringert (p < 0,05).

Die P300-Amplituden zeigten bei Jugendlichen, Erwachsenen und geriatrischen Kontrollen ein Maximum im Parietalbereich, wobei bei den 70jährigen eine Amplitudenabnahme zu verzeichnen war. Bei DAT-Patienten hingegen ergab sich eine völlig andersartige P300-Topographie mit Abnahme der Positivität im parieto-okzipitalen Bereich und Zunahme beidseits frontal (Abb. 15). Die Veränderungen frontal waren statistisch signifikant (p < 0,05).

Befunde der EEG- und P300-Topographie bei der MID finden sich in Tabelle 9. Im EEG-Bereich signifikant war lediglich eine nicht so stark ausgeprägte Verminderung der β-Tätigkeit. Die P300 zeigte wie zu er-

Tabelle 9. Gegenüberstellung von EEG- und P300-Befunden (explorative Statistik) bei DAT- und MID-Patienten

	DAT	MID	Statistik
δ	++	+	Trend
ϑ	++	++	n. s.
α	– –	– –	n. s.
β	– – –	– –	p <0,05
P300	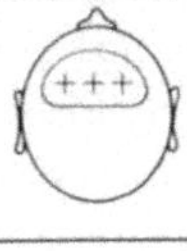 +++	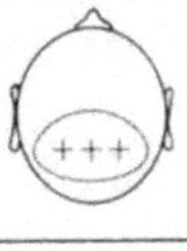 +++	p <0,05

Tabelle 10. Erfassung der EEG- und P300-Tätigkeit bei Demenz vom Alzheimer-Typ (DAT), Parkinson-Krankheit (PD), Parkinson-Krankheit plus Demenz (PD + DS) und Depression (MDD). Zahlenwerte entsprechen *t*-Werten mit Zunahme (Positivwert) und Abnahme (Negativwert) in den einzelnen Frequenzbereichen bzw. den P300-Amplituden

	DAT	PD	PD + DS	MDD
γ	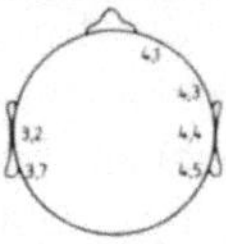 4,1 4,3 3,2 4,4 3,7 4,5	n. s.	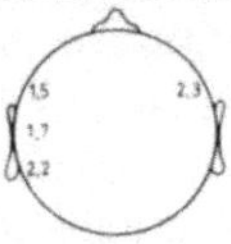 1,5 2,3 1,7 2,2	n. s.
ϑ	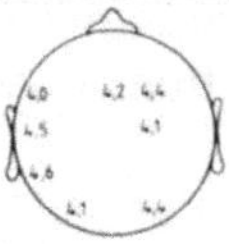 4,0 4,2 4,4 4,5 4,1 4,6 4,1 4,4	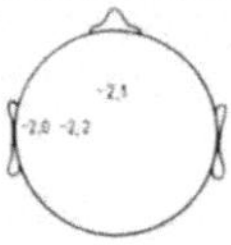 -2,1 -2,0 -2,2	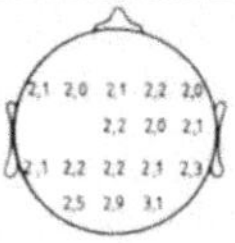 2,1 2,0 2,1 2,2 2,0 2,2 2,0 2,1 2,1 2,2 2,2 2,1 2,3 2,5 2,9 3,1	n. s.
α	n. s.	n. s.	n. s.	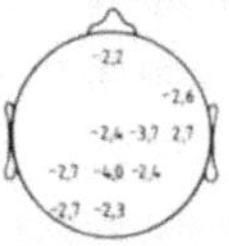 -2,2 -2,6 -2,4 -3,7 2,7 -2,7 -4,0 -2,4 -2,7 -2,3
β	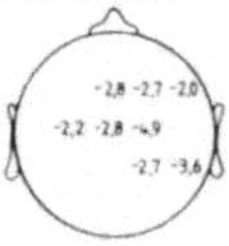 -2,8 -2,7 -2,0 -2,2 -2,8 -4,9 -2,7 -3,6	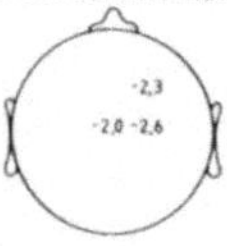 -2,3 -2,0 -2,6	n. s.	n. s.
P300	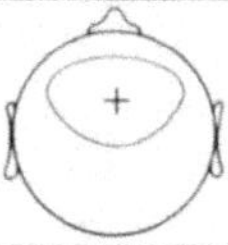 +	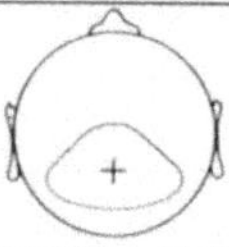 +	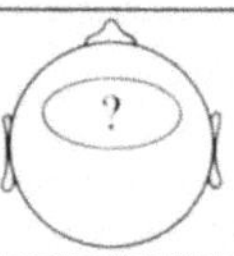 ?	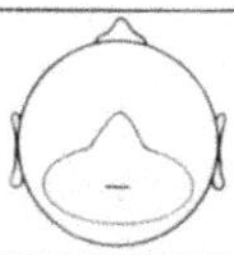 −

warten bei der MID eine normale Topographie, während bei der DAT, wie oben beschrieben, frontal erhöhte Amplituden auftraten.

Zur Abgrenzung der unterschiedlichen Demenzformen können die topographischen EEG-Karten herangezogen werden. Wie in Tabelle 10 sichtbar, entsprachen die EEG-Veränderungen bei der DAT den oben genannten Angaben mit einer Zunahme an langsamen Frequenzen und einer Abnahme an α-Tätigkeiten und β-Wellen. Demgegenüber waren die EEG-Eigenschaften beim Morbus Parkinson normal. Beim Morbus Parkinson in Verbindung mit Demenz traten ähnliche EEG-Merkmale auf wie bei der DAT, während die Depression eine α–Reduktion aufwies. Die P300-Resultate ergaben beim Parkinson-Syndrom normale Verhältnisse, bei Parkinson-Syndrom plus Demenz keine verwertbaren Wellen und bei der Depression eine geringgradige Amplitudenreduktion bei normaler

Topographie. Der letztgenannte Befund mit erhaltener Topographie der P300 bei der Depression erlaubt es, den P300-Test bei der schwierigen Differenzierung zwischen Demenz und Pseudodemenz einzusetzen.

Das »mapping« des EEG und der evozierten Potentiale bleibt derzeit wegen des technischen Aufwands und der differenzierten Kenntnis statistischer Methoden und Probleme der Bildgebung spezialisierten Zentren vorbehalten.

4.6 Diagnostische Kriterien der »wahrscheinlichen« und der »sicheren« Demenz vom Alzheimer-Typ

Nach Durchlaufen der einzelnen diagnostischen Schritte (psychometrische Objektivierung und Schweregradermittlung des dementiellen Syndroms und nosologische Zuordnung unter Anwendung von Zusatzmethoden) hat man sich beim Vorliegen einer Demenz vom Alzheimer-Typ mit etwa 80%iger Sicherheit auf eine »wahrscheinliche« Form festgelegt NINCDS-/ADRDA-Kriterien) oder sich im Prozeß der Diagnosefindung für eine andere Form der Demenz entschieden (z.B. Multiinfarktdemenz, sekundäre Demenzformen u.a.). Die diagnostischen Kriterien der »wahrscheinlichen« Demenz vom Alzheimer-Typ wurden bereits im Kapitel 2.1.1 im Detail aufgeführt.

4.7 Altersbedingte Gedächtnisstörungen »Age Associated Memory Impairment« (AAMI)

Das Konzept einer »age associated memory impairment« wurde von einer Arbeitsgruppe des National Institute of Mental Health (NIMH) in den USA entwickelt (Crook et al. 1986). Damit werden Patienten erfaßt, die ein kognitives Defizit aufweisen und darunter auch stark leiden, ohne daß es zu Störungen der Sozialkompetenz kommt oder gar Ausfälle höherer Hirnleistungen vorliegen. Auch im Verlauf nehmen die kognitiven Defizite nicht gesetzmäßig zu. Diese Patienten erfüllen somit nicht das Kriterium einer Demenz entsprechend DSM-III-R oder ICD-10 und müssen deshalb gesondert betrachtet werden.

Folgende Kriterien werden bei einer AAMI herangezogen:

- ein Alter von 50 Jahren und mehr,
- Klagen über Gedächtnisstörungen im Alltag,
- Werte in Gedächtnistests, die um mehr als eine Standardbabweichung von den Leistungen Gesunder abweichen,
- eine adäquate intellektuelle Leistungsfähigkeit und Sozialkompetenz,
- kein Hinweis für eine Demenz bei demenzspezifischen Testmethoden (z. B. im MMS nicht weniger als 24 Punkte).

Die Bedeutung einer AAMI ergibt sich vor allem dann, wenn es gilt, z. B. im Rahmen einer »Gedächtnissprechstunde« Patienten mit eindeutigen Zeichen einer Demenz von denen abzugrenzen, die vor allem im Alter über Gedächtnisausfälle klagen und stark darüber beunruhigt sind, an einer »Alzheimer-Krankheit« zu leiden.

5 Biologische Grundlagen der Demenz vom Alzheimer-Typ

5.1 Neuropathologie

Entsprechend den oben ausgeführten Kriterien der NINCDS-ADRDA-Konsensuskonferenz (McKhann et al. 1984) kann die klinische Diagnose einer »wahrscheinlichen« Demenz vom Alzheimer-Typ mit recht hoher Sicherheit am lebenden Patienten gestellt werden. Die Diagnose einer »sicheren« Demenz vom Alzheimer-Typ ist nur nach dem Tod des Patienten durch eine neuropathologische Untersuchung des Gehirns bei Kenntnis des klinischen Befundes möglich. Die Gesamtheit der hirnpathologischen Veränderungen, d. h. Nervenzelluntergänge in der Hirnrinde, neurofibrilläre Bündel und senile Plaques in hoher Zahl im Hirngewebe, sowie granulovakuoläre Degeneration und Hirano-Körperchen, ermöglichen dabei zusammen mit den klinischen Angaben die Diagnosestellung.

5.1.1 Hirnatrophie und Nervenzellverlust

Makroskopisch findet sich bei der Demenz vom Alzheimer-Typ zumeist eine Hirnatrophie, wobei das Gehirn in ausgeprägten Fällen bis zu 500 g weniger wiegen kann als bei nicht Demenzkranken gleichen Alters (Abb. 16). Für den Einzelfall hat der Nachweis oder das Fehlen einer Atrophie, sei es im Rahmen einer Computertomographie beim Lebenden oder der pathologischen Untersuchung nach dem Tod, jedoch keine große diagnostische Aussagekraft. Von einer Atrophie sind der Frontal- und Temporallappen der Hirnrinde sowie der Hippocampus und die Regio entorhinalis am stärksten betroffen (Brun u. Englund 1981). Als Kompensation für das atrophierte Hirngewebe findet sich eine Vergrößerung der Hirnventrikel und des äußeren Liquorraumes. Die Größenminderung des Gehirns beruht sowohl auf einem Untergang von Nervenzellen als auch auf der Schrumpfung einzelner Zellen und ihrer Fortsätze. Betroffen sind besonders die großen Nervenzellen in den bereits genannten Gebieten der Hirnrinde. Daneben gehen auch in einzelnen Arealen des Basalhirns und

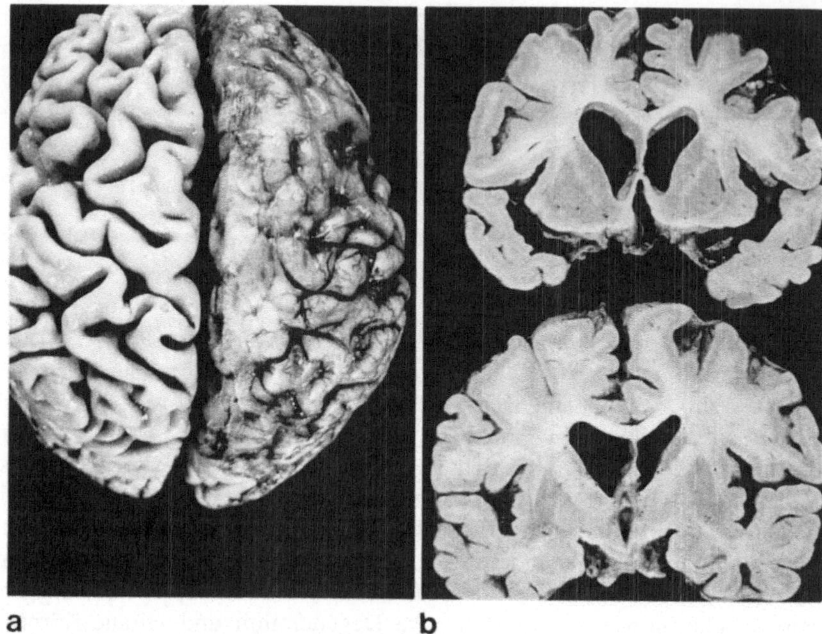

Abb. 16. Äußere (**a**) und innere Atrophie (**b**) bei einem Alzheimer-Gehirn. (Aus: Allard et al. 1988)

des Hirnstamms Nervenzellen zugrunde, so z. B. in dem Nucleus basalis Meynert, dem Locus coeruleus und dem Nucleus raphe dorsalis und magnus (Tabelle 11). Zerebellum und Rückenmark sind nicht oder nur wenig von dem degenerativen Prozeß betroffen. Ischämische oder traumatische Läsionen lassen sich bei der DAT nicht häufiger beobachten als im Normalfall, bis auf die relativ seltenen Fälle, bei denen DAT und DVT kombiniert auftreten.

5.1.2 Neurofibrilläre Bündel

Mikroskopisch sind besonders 2 Veränderungen auffällig, die bei der DAT massenhaft auftreten und die normalen Zellelemente verdrängen (Blessed et al. 1968; Tomlinson et al. 1970), nämlich die neurofibrillären Bündel und die neuritischen Plaques. Die neurofibrillären Bündel wurden bereits von Aloys Alzheimer beobachtet und in seiner ersten Falldarstellung dieser Erkrankung beschrieben (Alzheimer 1906, 1907, 1911). Sie bestehen aus Anhäufungen abnormaler faserartiger Strukturen in den Nervenzellen und

Tabelle 11. Quantitative Morphologie der Alzheimer-Krankheit. (Nach Jellinger 1990)

	Abweichung von der Norm [%]
Hirngewicht	7.5 – 18
Hemisphärenvolumen	13 – 18
Volumen der Ventrikel	plus 35 – 55
Gewicht des zerebralen Kortex	
Parietal	45 – 58
Temporal	20 – 45
Amygdalae	47
Dicke des Kortex	10 – 15
Zahl der Neuronen in kortikalen Arealen	
Hippocampus	43 – 57
Temporal	22 – 40
Frontal	25 – 60
Anzahl dendritischer Fortsätze	
Frontaler Kortex	17
Temporaler Kortex	36
Anzahl der Synapsen	
Mittfrontal	45 – 55
Parietal	45 – 55
Astroglia	
Frontaler Kortex	plus 400
Zahl der Neuronen in subkortikalen Arealen	
N. basalis Meynert	15/33 – 90
L. coeruleus	30 – 85
N. raphe dorsalis	36 – 77
N. vagus dorsalis	44 ± 12
N. pedunculopent.	29 – 34
N. supraopticus	65
S. nigra	6 – 38

zeigen eine flammenförmige oder tennisschlägerartige Gestalt. Nach dem Absterben der Zellen bleiben die Neurofibrillenbündel als extrazelluläre Gebilde übrig. Die neurofibrillären Bündel finden sich gehäuft in den Hirngebieten, in denen auch die meisten Nervenzellen abgestorben sind (Abb. 17).

Im Elektronenmikroskop zeigt sich, daß die Neurofibrillenbündel aus doppelhelixartig umeinander gewundenen pathologischen Filamenten (PHF) bestehen (Abb. 18). Solche PHF treten auch in den Nervenfortsätzen um die senilen Plaques auf und als fädige Strukturen außerhalb der

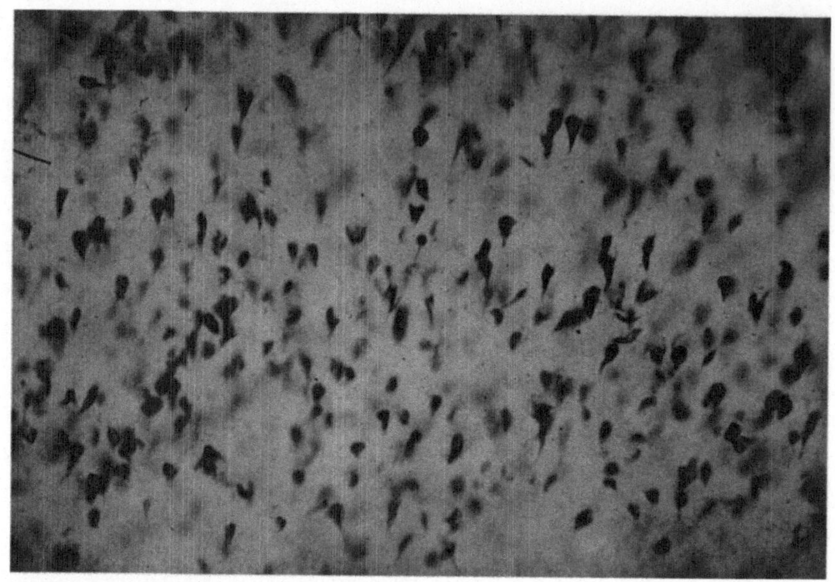

Abb. 17. Neurofibrilläre Bündel im Hirngewebe. (Mit freundlicher Genehmigung von H. Heinsen, Würzburg)

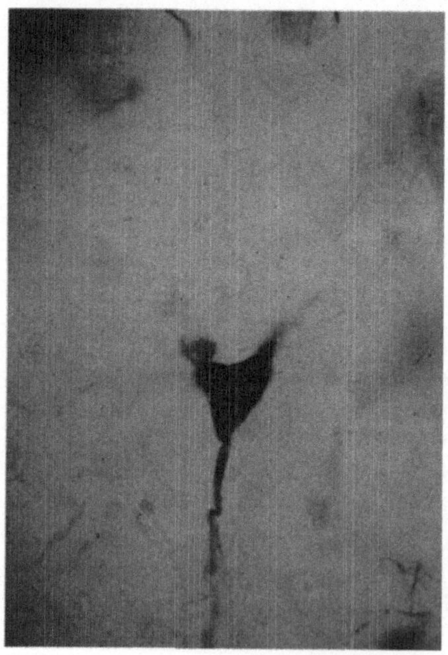

Abb. 18. Neurofibrilläre Bündel in Vergrößerung. (Mit freundlicher Genehmigung von H. Heinsen, Würzburg)

Nervenzellen (Braak et al. 1986). Die biochemische Analyse der PHF war lange Zeit schwierig, da sie sich ungewöhnlich schlecht in den üblicherweise verwendeten Medien auflösen lassen. Nachdem es gelungen war, die PHF in Lösung zu bringen, fanden sich hierbei u.a. Polypeptide eines Gewichts von 4400 Dalton[1] (Masters u. Beyreuther 1986). Es wurde daher β-Protein oder A4-Protein genannt. Das wesentliche Protein der PHF scheint aber eine modifizierte Form des mikrotubulusassoziierten Proteins tau (MAP-tau) zu sein. An dieses Protein lagern sich noch andere Proteine an. Als man noch nicht erkannt hatte, daß das Kernprotein der PHF eine modifizierte Form der MAP-tau darstellt, hatte man es als A68-Protein bezeichnet (Wolozin u. Davies 1987). Dieses Protein ließ sich auch im Liquor cerebrospinalis von Patienten mit DAT nachweisen. Hieraus könnte möglicherweise durch die Untersuchung des Liquors ein biochemischer Test zur sicheren Diagnose der DAT beim lebenden Patienten entwickelt werden.

5.1.3 Neuritische Plaques (senile Drusen) und kongophile Angiopathie (drusige Entartung der Hirngefäße)

Die sog. senilen Plaques bilden die zweite wesentliche histopathologische Auffälligkeit. Ihre Anzahl korreliert sehr gut mit dem Schweregrad der Demenz (Blessed et al. 1968). Die senilen Plaques finden sich insbesondere im frontalen und temporalen Assoziationskortex sowie in Amygdala und Hippocampus. Die senilen Plaques stellen sphärische oder ovale Areale dar mit einem Durchmesser von 15–200 μm. Sie bestehen aus einem Rand von vergrößerten Axonen oder synaptischen Terminals, den Neuriten, Gliafortsätzen und Astrozyten sowie einem zentralen Amyloidkern (Abb. 19). Ähnliche Amyloidablagerungen finden sich in großer Zahl um kleine Blutgefäße herum.

5.1.3.1 Die klassische Vorstellung der Entstehung von senilen Plaques. Nach der klassischen Vorstellung von senilen Plaques wird die Entwicklung in 3 Stadien eingeteilt. Der sog. »unreife oder primitive Plaque« besteht aus dystrophischen Neuriten und Gliafortsätzen mit wenig Amyloidablagerungen in der Zentralregion. Der »reife Plaque« unterscheidet sich durch eine stärkere zentrale Amyloidablagerung, die von einem peripheren Saum dystrophischer Neuriten umgeben ist. Vereinzelt finden sich Gliafortsätze und gelegentlich Gliazellkörper eingestreut. Der sog. »ausgebrannte Plaque« bezeichnet das Stadium der Plaqueentwicklung, in

[1] Atomare Maßeinheit: 1 Dalton = $1{,}66018 \cdot 10^{-27}$ g

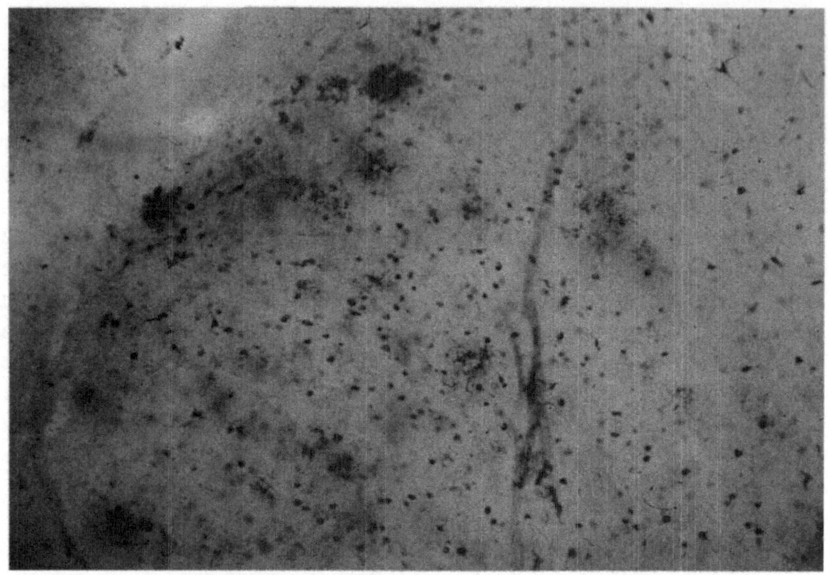

Abb. 19. Neuritische Plaques (senile Drusen) im Gewebe. (Mit freundlicher Genehmigung von H. Heinsen, Würzburg)

der der zentrale Amyloidkern wesentlich das morphologische Bild bestimmt. Hierbei findet sich nur noch ein schmaler Randsaum von neuritischen Fortsätzen. Nervenzellfortsätze unterschiedlichster Transmittersysteme konnten in dem Saum um die senilen Plaques identifiziert werden. Daher liegt es nahe zu vermuten, daß durch die Bildung der senilen Plaques im Gehirn verschiedenste Nervenfaserbahnen in ihrer Kontinuität unterbrochen werden und die Nachrichtenübermittlung nicht mehr funktioniert (Modell des »Kabelbrands im Gehirn«).

Senile Plaques und vaskuläres Amyloid bestehen aus geraden Fibrillen eines Polypeptids, aus 43 Aminosäuren, die aus einem größerem Amyloid-Precursor-Protein (APP) abgespalten werden. Die Funktion des APP im Zellstoffwechsel ist noch unbekannt; man vermutet aber, daß es ein Zellmembranrezeptorprotein sein könnte (Kang et al. 1987). Die molekularbiologische Forschung beschäftigt sich intensiv mit den strukturellen und genetischen Besonderheiten dieses Moleküls, das im Verlauf der Alzheimer-Krankheit so massenhaft im Gehirn abgelagert wird, während gleichzeitig viele Nervenzellen absterben. Das Gen für das APP liegt in der Nähe der Region des Chromosoms 21, welche auch das Gen für den familiären Morbus Alzheimer beinhaltet. Das APP existiert in verschiedenen

Unterformen, die sich durch ein aus 57 Aminosäuren bestehendes Peptid unterscheiden, das ein Teil des Protease-Nexin II ist (Oltersdorf et al. 1989). Dies ist eine der Substanzen, die im Körper normalerweise für die Hemmung von solchen Enzymen verantwortlich sind, die körpereigene Proteine abbauen. Hier deuten sich zwei wichtige pathogenetische Möglichkeiten an: zum einen könnte eine veränderte Proteaseaktivität zur Amyloidablagerung führen. Gegen diese Möglichkeit spricht allerdings, daß eine der wichtigsten Proteasen des Gehirns, das Cathepsin, in seiner Aktivität bei DAT unverändert ist (Sofic et al. 1991). Zum anderen haben solche Peptide trophische und toxische Funktionen, so daß vorhandenes Amyloid selbst die weitere Ablagerung von senilen Plaques in Gang setzen könnte.

Interessant an den senilen Plaques ist ebenfalls, daß Aluminium in Form von anorganischem Aluminiumsilikat im Zentrum des Amyloidkerns lokalisiert werden konnte (Candy et al. 1986). Auch ließ sich Aluminium in den neurofibrillären Bündeln nachweisen, was darauf hindeuten könnte, daß die neurotoxische Wirkung von Aluminium eine Rolle bei der Entstehung der Erkrankung spielen könnte (Crapper et al. 1980). In diese Richtung deuten auch epidemiologische Befunde. Allerdings sind die Belege für eine Rolle des Aluminiums bei der Entstehung der DAT insgesamt nicht sehr überzeugend.

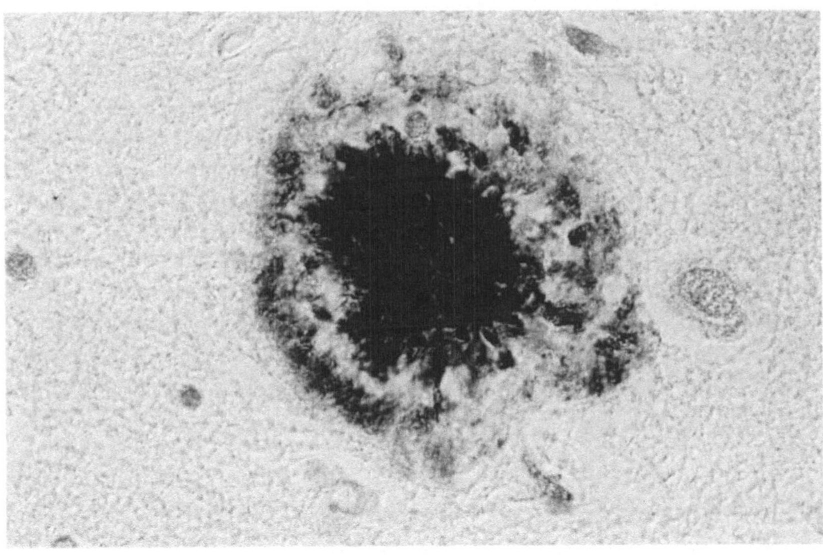

Abb. 20. Neuritischer Plaque in starker Vergrößerung. (Aus: Beyreuther, Brain Tribune 9 (1991))

5.1.4 Andere Veränderungen

Die granulovakuolären Degenerationen erscheinen histologisch als klare Vakuolen mit zentralen dunklen Einschlußkörperchen (Hirano et al. 1968). Sie finden sich hauptsächlich in den Arealen des Hippocampus, in denen auch neurofibrilläre Bündel auftreten. Die Anzahl der Zellen mit granulovaskulärer Degeneration und die Anzahl der Vakuolen insgesamt korreliert mit dem Schweregrad der Demenz.

Hirano-Körperchen sind extrazelluläre Gebilde von einer Größe von etwa 5-20 µm. Die Hirano-Körperchen treten fast ausschließlich im Subiculum des Hippocampus auf und sind in ihrer funktionellen Bedeutung unbekannt.

5.2 Neurochemische Veränderungen

5.2.1 Hirndurchblutung und Hirnstoffwechsel

Bei der DAT kommt es im Gehirn zu ausgeprägten Verminderungen von Durchblutung, Glukose- und O_2-Verbrauch, wobei besonders im Anfangsstadium der Erkrankung der Glukoseumsatz gestört ist (Hoyer 1978). Zwischen der Demenz vom Alzheimer-Typ und der vom vaskulären Typ fanden sich Unterschiede in den zerebralen Durchblutungsraten, wobei bei Demenzen auf degenerativer Grundlage die Durchblutung normal, bei solchen auf vaskulärer Grundlage herabgesetzt war (Hachinski et al. 1975). Ähnlich ist die Tatsache zu deuten, daß bei Patienten mit spätem Beginn einer DAT die Hirndurchblutung in den ersten 2 Jahren vor Auftreten von Symptomen normal blieb und sich erst relativ spät verminderte (Rogers et al. 1986). Dies könnte auch bedeuten, daß bei einer DAT mit frühem Beginn (präsenile Form) Störungen des Glukosestoffwechsels im Gehirn eine primäre Abnormität darstellen (Hoyer et al. 1988). Viele Studien mittels Positronenemissionstomographie und Desoxyglukosetechnik bestätigen, daß der zerebrale Glukosestoffwechsel in fronto-parieto-temporalen Regionen des Hirnkortex in besonderem Maße bei der DAT herabgesetzt ist (vgl. Kapitel 4.5.2.2).

5.2.2 Glukose- und Energiestoffwechsel

In ausgedehnten Studien verschiedenster Bestandteile des postmortalen Hirngewebes von nicht erkrankten alten Personen und Patienten mit DAT fand sich, daß die großen Neurone in den oben schon erwähnten fronto-parieto-temporalen Hirnregionen besonders häufig betroffen waren, was diese Krankheit deutlich von den Veränderungen bei der normalen Hirnalterung abgrenzt (Bowen et al. 1979). Die bisher noch nicht beantwortbare Frage ist daher, welcher zelluläre Prozeß zum Absterben dieser Nervenzellen führte. Der Glukosestoffwechsel nimmt im Gehirn eine zentrale und herausragende Stellung ein. Unter physiologischen Bedingungen wird im Gehirn ausschließlich Glukose zur Energiegewinnung in Form von Adenosintriphosphat (ATP) herangezogen. Ketonkörper, Fettsäuren und Aminosäuren können nur unter pathologischen Bedingungen zu einem kleinen Teil die Glukoseverwertung ersetzen. Die somit gebildete Energie wird u.a. zur Aufrechterhaltung des extra- und intrazellulären Ionengleichgewichts, der Synapsenfunktionen, des axoplasmatischen Flusses und der Integrität der Neurone benötigt. Neben diesen metabolischen Funktionen gibt es noch eine weitere Funktion der Glukose; die Neurotransmitter Acetylcholin, Glutamat, Aspartat, Glycin und γ-Aminobuttersäure (GABA) werden aus Glukose gebildet. Diese Transmitter sind für eine normale Funktion des Gehirns verantwortlich. Die neurohormonale Kontrolle des zerebralen Glukosestoffwechsels hingegen ist weitgehend unbekannt.

Der Funktionszustand des Stoffwechselsystems zur Verwertung von Glukose läßt sich anhand der Aktivitäten der einzelnen Enzyme der Glykolyse feststellen. Die Aktivitäten der wesentlichen Regulationsenzyme dieser Stoffwechselkette waren dabei niedriger, als sich mit der Hirnatrophie allein erklären ließe. Am meisten reduziert fand sich die Aktivität der Phosphofruktokinase, welche weniger als 10% der normalen Aktivität betrug (Bowen et al. 1976, 1979). Ein weiteres Regulationsenzym für den oxidativen Abbau von Glukose ist die Pyruvatdehydrogenase. In den betroffenen Hirnarealen bei der Demenz vom Alzheimer-Typ fand sich ebenfalls ein Abfall in der Aktivität des Pyruvatdehydrogenasekomplexes (Sorbi et al. 1983). Aus experimentellen Untersuchungen weiß man, daß eine Störung der Glukoseverwertung dieser Art die kognitiven Funktionen beeinträchtigt (Gibson et al. 1975; Frölich u. Hoyer 1988), da verschiedene Neurotransmitter, u.a. auch Acetylcholin, nicht in ausreichender Menge gebildet werden (Gibson et al. 1975; Arendt et al. 1990). Anhand dieser experimentell gewonnenen Befunde ergaben sich Zusammenhänge zwischen oxidativem Hirnstoffwechsel und den verschiedenen Neurotransmittersystemen. Da nun im Gehirn, wie anhand des oben dargestellten Beispiels gezeigt, verschiedenartige biochemische Systeme kybernetisch miteinander verschaltet sind, bewirken krankheitsbedingte Schädigungen in einem System eine Kaskade nachfolgender Veränderungen, wobei das Erkennen der primären Störung schwierig bleibt. Denkbar ist auch, daß unterschiedliche primäre Störungen innerhalb eines kybernetischen Systems zu gleichartigen Ausfällen führen, sich also hinter »einer gemeinsamen pathogenetischen Endstrecke« unterschiedliche Ätiologien verbergen.

5.2.3 Neurotransmitter und Rezeptoren

Bei der DAT findet sich eine selektive Vulnerabilität einzelner Neurotransmittersysteme, die alle in relativ umschriebenen Kerngebieten des Basalhirns und des Hirnstamms ihren Ursprung nehmen und dann ihre Fortsätze in die gesamte Hirnrinde schicken.

Im einzelnen handelt es sich um:

a) das aus dem Nucleus basalis Meynert stammende cholinerge System,
b) das aus dem Nucleus locus coeruleus aufsteigende noradrenerge System
c) das aus dem Nucleus raphes dorsalis und magnus aufsteigende serotonerge System (Abb. 21, 22, und 23)
d) das aus dem ventralen Tegmentum und aus der Substantia nigra herrührende dopaminerge System.

Neurochemisch läßt sich das Absterben dieser Nervenzellen durch Veränderungen der Synapsen nachweisen. Dieses sind hochspezialisierte Kontaktstellen zwischen Nervenzellen, die der Informationsverarbeitung und -übertragung dienen. Hier werden die Neurotransmitter hergestellt, gespeichert, freigesetzt und wieder abgebaut. Auch die Rezeptoren befinden sich dort. Die Synapsen aller Neurotransmittersysteme sind nach dem gleichen Prinzip aufgebaut. Im cholinergen System findet sich ein beträchtlicher Verlust fast aller Parameter der Acetylcholinbildung und -freisetzung besonders im Hippocampus und im temporalen Kortex (Perry et al. 1977; Sims et al. 1983). Postsynaptische Parameter dieses Systems wie die muskarinischen oder nikotinischen Rezeptoren waren nicht so deutlich vermindert, in manchen Untersuchungen sogar unverändert (Palacios et al. 1991). Diese widersprüchlichen Befunde ließen sich dadurch erklären, daß nur eine Untergruppe der muskarinergen Rezeptoren, welche möglicherweise präsynaptisch lokalisiert ist, bei der DAT reduziert ist. Es gibt aber noch weitere widersprüchliche Befunde zu den Veränderungen des cholinergen Neurotransmittersystems: Die cholinergen Interneurone des Striatums degenerieren kaum, ebensowenig wie die Motoneurone des Rückenmarks und das pontomesenzephale cholinerge

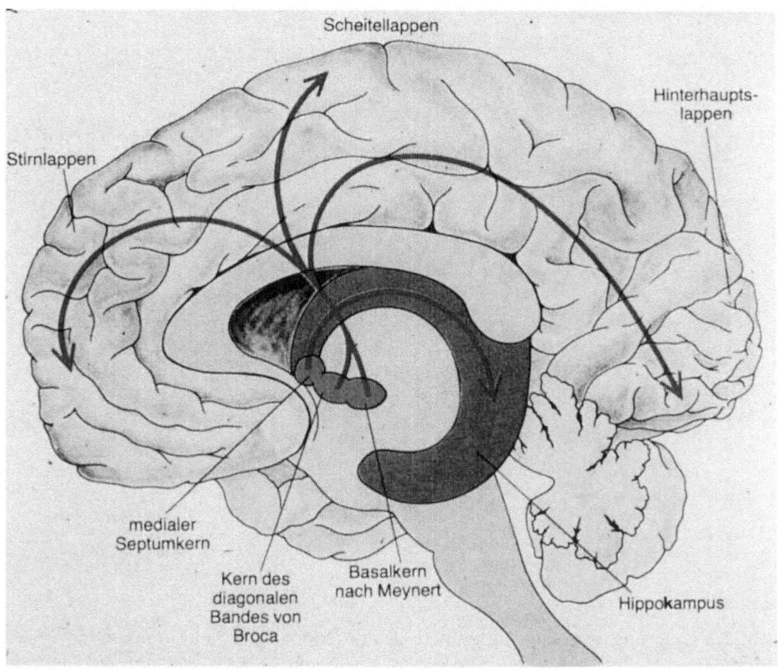

Abb. 21. Ursprungsorte und Zielgebiete des cholinergen Neurotransmitter-Systems (Aus: Wurtman 1985)

System (Woolf et al. 1989). Dies zeigt, daß die seit über 20 Jahren bekannten Veränderungen des Neurotransmitters Acetylcholin sich noch immer nicht eindeutig erklären lassen und daß die wichtigste Hypothese zu den krankheitsbedingten Abläufen bei der DAT, die cholinerge Hypothese, noch immer mit vielen Fragezeichen zu versehen ist.

Ähnlich umfassend, wenn auch nicht so ausgeprägt wie beim Acetylcholin, sind die Veränderungen der beiden monoaminergen Neurotransmitter Noradrenalin and Serotonin.

Die Konzentration von Noradrenalin und dem synthetisierenden Enzym Dopamin-β-Hydroxylase sind vermindert. Ebenso die Ausscheidung des Hauptmetaboliten Methoxyhydroxyphenylglykol (MHPG) im Urin (Gottfries et al. 1983; Martignoni et al. 1991). Das topographische Verteilungsmuster des noradrenergen Defizits deckt sich aber nicht mit dem cholinergen Defizit. Demzufolge fanden sich auch keine signifikanten Korrelationen zwischen klinischen Symptomen und dem Verlust der Dopamin-β-Hydroxylaseaktivität im temporalen Kortex (Perry et al. 1981). In vergleichbarer Weise ist die Konzentration von Serotonin vermindert

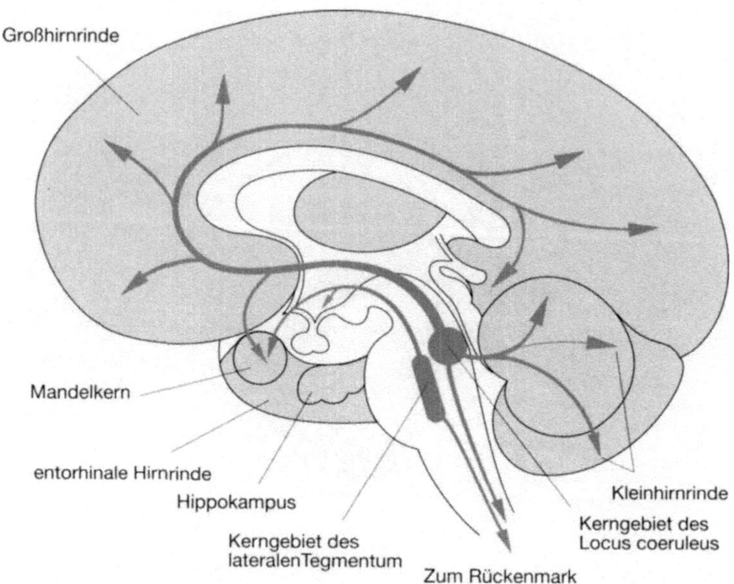

Abb. 22. Ursprungsorte und Zielgebiete des noradrenergen Neurotransmitter-Systems

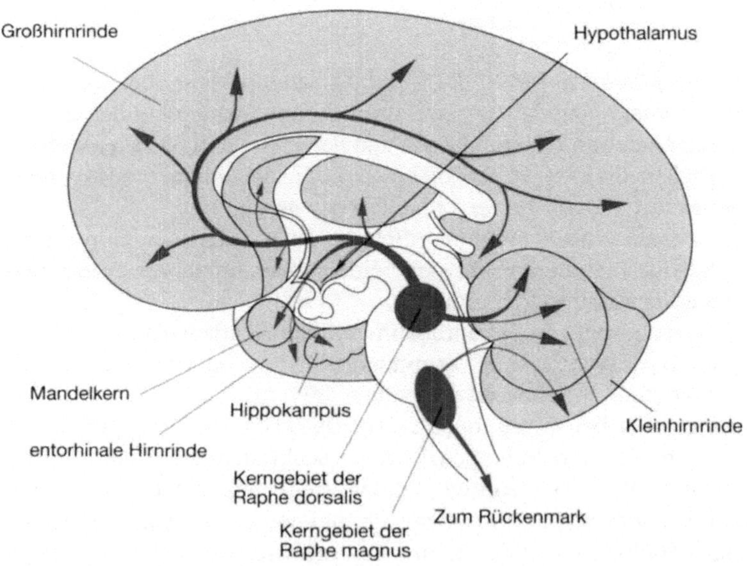

Abb. 23. Ursprungsorte und Zielgebiete des serotoninergen Neurotransmitter-Systems

(Gottfries et al. 1983). Für beide Systeme gilt, daß bei Reduktion des Neurotransmitters der Umsatz zum jeweiligen Abbauprodukt verstärkt abläuft, was als Ausdruck einer Degeneration gedeutet werden kann.

Metabolische Abweichungen fanden sich vereinzelt auch im dopaminergen System bei Messungen der Konzentrationen von Dopamin und dem Hauptmetaboliten Homovanillinsäure (Gottfries et al. 1983). Die meisten Untersuchungen stimmten jedoch darin überein, daß mögliche Veränderungen des dopaminergen Systems als sekundäres Phänomen im Endstadium der Krankheit zu deuten seien.

Untersuchungen an den als Neurotransmitter fungierenden Aminosäuren gestalten sich sehr schwierig, da diese Substanzen sowohl als Zwischenprodukte im Stoffwechsel als auch als Neurotransmitter dienen. Der aus Glukose stammende Kohlenstoff wird sehr schnell in Glutamat, Glutamin, Aspartat und GABA überführt. Das metabolische Kompartiment dient dabei offenbar als Aminosäurenpool, dessen Bestandteile neben anderen glukoplastischen Aminosäuren bei Absinken der zellulären Glukosekonzentration mobilisiert und zur Energiegewinnung herangezogen werden. Andererseits bilden diese Aminosäuren einen Neurotransmitterpool. Hierbei gelten Glutamat and Aspartat als exzitatorisch wirkende, GABA und Glycin als inhibitorisch wirkende Neurotransmitter. Aus methodischen Gründen ist die getrennte Untersuchung dieser beiden Kompartimente im postmortalen Hirngewebe schwierig. Untersuchungen an kortikalen Hirnarealen bei der DAT zeigten eine relativ geringfügige Abnahme von Glutamat oder verwandten Substanzen bzw. auch keine signifikanten Veränderungen (Cross et al. 1987). Obwohl die funktionale Bedeutung möglicher Änderungen der Glutamatkonzentrationen bei der Demenz vom Alzheimer-Typ ungeklärt ist, weiß man aus experimentellen Untersuchungen, daß Glutamat durch eine Erhöhung der intrazellulären Kalziumkonzentration neurotoxisch wirkt, wobei Kalzium zu einer Aktivierung verschiedener Enzymsysteme führt (Siesjö u. Wieloch 1985). Aus den experimentellen Befunden wurde die Glutamathypothese der Nervenzelldegeneration bei DAT entwickelt. Hiernach soll eine dauerhafte Steigerung der extrazellulären Glutamatkonzentration insbesondere die großen Pyramidennervenzellen schädigen und letztlich zu deren Degeneration führen.

Ähnlich kontrovers wie die Arbeiten zum glutamatergen System sind die Untersuchungen zum GABA-ergen System bei der DAT. Es fanden sich sowohl verminderte GABA-Konzentrationen als auch unveränderte GABA-Konzentrationen im postmortalen Hirngewebe.

Peptiderge Neurotransmittersysteme sind methodisch einfacher zu untersuchen. Als konsistenter Befund fand sich bei der DAT eine Verminderung des Somatostatins im Gehirn (Davies u. Terry 1981) sowie im

Liquor cerebrospinalis (Cramer et al. 1985). Auch die dazugehörigen Rezeptoren waren vermindert (Roberts et al. 1985). Weiterhin fand sich eine Verminderung des Kortikotropin-releasing-Faktors im Gehirn (De Souza et al. 1986). Untersuchungen an anderen Neuropeptiden bei der DAT zeigten bisher keine konsistenten Veränderungen (Ferrier et al. 1983). Da die funktionelle Wirkung der Neuropeptide im einzelnen weitgehend ungeklärt ist, ist die Bedeutung dieser Befunde für das pathophysiologische Geschehen noch nicht zu überschauen. Bemerkenswert ist allerdings, daß es sich hierbei wie bei den Transmitterstörungen um selektive Veränderungen handelt, da nicht alle Neuropeptide gleichartig betroffen sind (Ferrier et al. 1983). In neuester Zeit untersucht man besonders die Neuropeptide, von denen eine Wachstumsfunktion im Nervensystem bekannt ist. Es handelt sich hierbei um den Nervenwachstumsfaktor (NGF) und die insulinartigen Wachstumsfaktoren (IGF I und II). Ein Mangel an diesen Neuropeptiden könnte auch eine Ursache für die Degeneration von Nervenzellen bei DAT darstellen.

5.3 Molekulargenetik

Seit etwa 10 Jahren finden auch in der Medizin neuere molekularbiologische Techniken Anwendung, die auf der Herstellung spezifischer Oligonukleotidproben und deren Anwendung basieren, z.B. mittels genetisch-mathematischen Verfahren, der sog. Linkage-Analyse oder in der Identifizierung vollständiger Gensequenzen und der Strukturaufklärung der von diesen Genen kodierten Proteinen.

5.3.1 Die genetischen Koppelungsanalysen

Nachdem im Jahr 1983 Gusella einen genetischen Marker für die autosomal dominant vererbbare Huntington-Chorea fand (Gusella et al. 1983), wurde eine ähnliche Suche auch für die DAT durchgeführt. Es war nämlich bekannt, daß bei der präsenilen Form, die sich durch einen Beginn vor dem 50. Lebensjahr und eine familiäre Häufung auszeichnet, wahrscheinlich auch ein autosomal dominanter Erbgang vorliegen könnte. Nach kurzer Zeit wurde anhand von Untersuchung an vier weit verzweigten Familien ein genetischer Marker auf dem langen Arm des Chromosoms 21 in der Nähe des Zentromers gefunden (St. George-Hyslop et al. 1987). Das Chromosom 21 wurde deswegen als erstes Chromosom untersucht, da bekannt ist, daß fast alle Patienten mit einem Down-Syndrom (Mon-

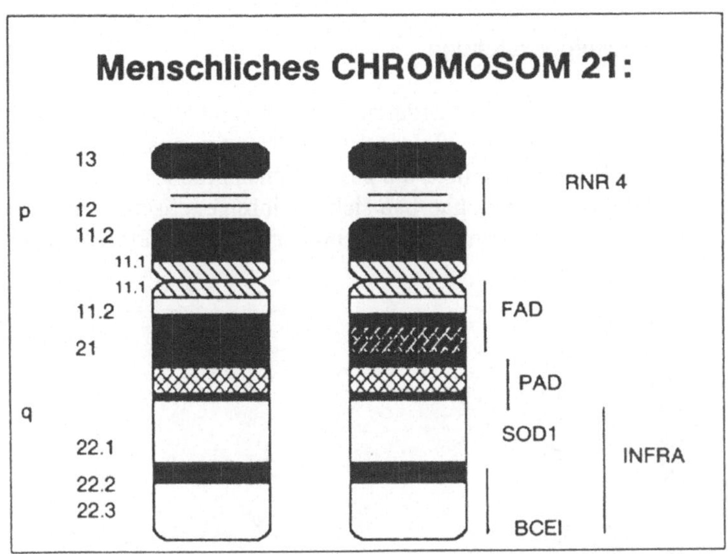

Abb. 24. Chromosom 21 und die Lage der für die Pathogenese der Demenz vom Alzheimer-Typ möglicherweise relevanten Gene. *Links:* Lage der chromosomalen Banden, *rechts:* Lage der im Zusammenhang mit der DAT diskutierten Gene RNR4 (ribosomale RNA-Gene), FAD (Gen für die familiäre Alzheimer-Erkrankung), PAD (Gen für das Amyloid-Precursor-Protein), SOD1 (Gen für die Superoxiddismutase 1), INFRA (die beim Down-Syndrom obligat doppelt vorhandene Genregion), *p* (kurzer Arm des Chromosoms) *q* (langer Arm des Chromosoms). (Nach Beyreuther, zit. in Furtmayr-Schuh 1990)

golismus) nach dem 30. Lebensjahr ein dementielles Syndrom und pathologische Veränderungen im Sinne der DAT aufweisen und bei ihnen das Chromosom 21 geschädigt ist. Allerdings konnten die Ergebnisse bezüglich eines Markers auf Chromosom 21 bei einer anderen Gruppe von Familien nicht bestätigt werden (Schellenberg et al. 1988). Dies legt den Verdacht einer Heterogenität der DAT nahe, d. h. man muß annehmen, daß mehr als ein Gen für den Ausbruch der Alzheimer-Erkrankung verantwortlich ist. Welche Auswirkungen das Produkt des Gens für die familiäre Form der DAT (FAD-Gen) hat, d. h. welches Protein von der Gensequenz kodiert wird, in deren unmittelbarer Nähe die Oligonukleotidproben binden, die als Marker Verwendung finden, ist noch nicht bekannt. Neueste Forschungsergebnisse, die zeigten, daß eine Punktmutation des Amyloidprekursormoleküls die Krankheit auslösen kann, könnten hier weitere Aufklärung erbringen (Goate et al. 1991). Abb. 24 zeigt die Lage der für die Demenz vom Alzheimer-Typ wichtigen Gene, soweit sie bisher lokalisiert werden konnten.

5.3.2 Die Amyloidentstehung

Da es sich bei den neurofibrillären Bündeln und dem Amyloid in den senilen Plaques und bei den kleinen Blutgefäßen um zusätzlich auftretende pathologische Proteine handelt, die ganz offensichtlich mit der Erkrankung im Zusammenhang stehen, hat man sich um ihre genetische Aufklärung als erstes bemüht. Zunächst wurde, wie schon erwähnt, die Proteinstruktur des

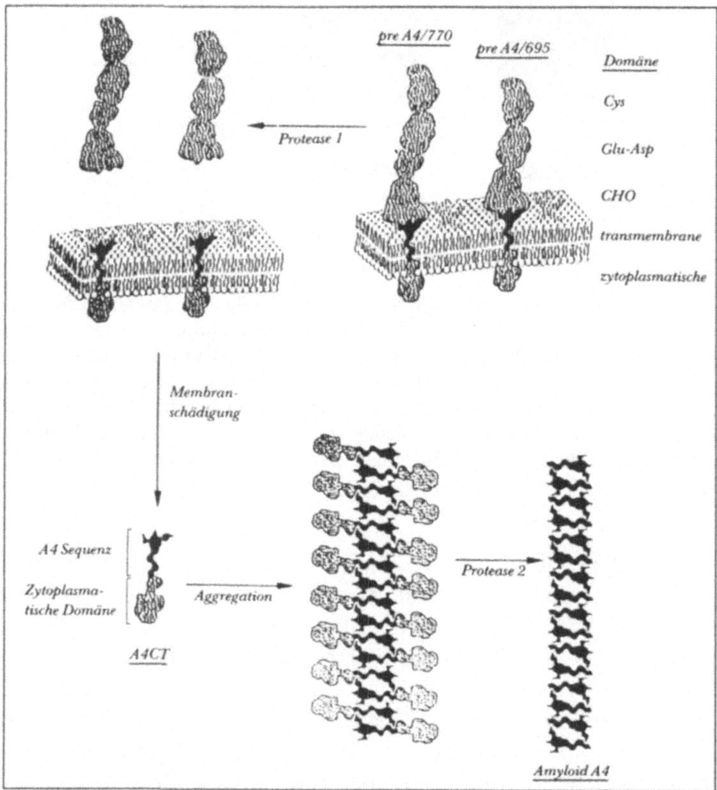

Abb. 25. Das für die Alzheimer-Krankheit charakteristische Amyloid-A4-Protein ist ein Fragment aus Membraneiweißstoffen (PreA4/770, PreA4/695-Protein). Die PreA4-Proteine sind Produkte des PAD-Gens, das auf dem menschlichen Chromosom 21 liegt. Die PreA4-Proteine bestehen aus verschiedenen Einheiten, den Cys-, Glu-Asp-, CHO-, transmembranen und zytoplasmatischen Domänen. Die schwarze Struktur entspricht dem Amyloid-A4-Protein. Zur Freisetzung sind eiweißabbauende Enzyme (Proteasen) und die Zerstörung der Membran erforderlich. Das dann aus der Membran gelöste Spaltprodukt A4CT lagert sich zu zellschädigenden Fibrillen zusammen, dem Amyloid. (nach Beyreuther, zit. in Furtmayr-Schuh 1990)

Amyloids aufgeklärt. Es besteht aus einem Polypeptid mit einem Gewicht von 4400 Dalton, das sich in Form einer β-Faltblattstruktur zum Amyloid zusammenlagert. (Glenner u. Wong 1984; Masters et al. 1985). Dieses Polypeptid kann nicht direkt aus einer eigenen mRNA synthetisiert werden, sondern ist Teil eines wesentlich größeren Proteins. Dieses Molekül hat typische Eigenschaften eines Rezeptorproteins, das durch die Zellmembran hindurchreicht, wobei das Fragment, das das Amyloidpeptid ausmacht, in den Membranteil hineinreicht (Kang et al. 1987). Man nimmt deshalb an, daß zunächst eine Membranschädigung vorhanden sein muß, damit das Amyloidpeptid freigesetzt werden kann (Abb. 25). Das Gen für dieses Vorläuferprotein liegt ebenfalls auf dem Chromosom 21, was natürlich besondere Aufmerksamkeit weckte. Es existieren multiple Formen der mRNA als Vorstufen, die für eine zusätzliche Aminosäuresequenz kodieren, welche einen Hemmstoff für proteinabbauende Enzyme darstellt (Tanzi et al. 1988). Hieraus folgerte man, daß die Amyloidablagerung durch eine Veränderung in der Aktivität von proteinabbauenden Enzymen initiiert werden könnte und daß diese Aktivitätsveränderung durch eine Imbalance in der Synthese oder in den relativen Anteilen der verschiedenen Formen dieses Vorläuferproteins zustande kommen könnte. Das Gen für das A4-Vorläuferprotein findet sich in verschiedenen Geweben auch außerhalb des ZNS und im ZNS in verschiedensten Zellarten, nicht nur in Nervenzellen (Tanzi et al. 1987 a, b). Diese unterschiedlichen Formen des Vorläuferproteins lassen sich aber nicht mit dem Verteilungsmuster der histopathologischen Auffälligkeiten in Übereinstimmung bringen, so daß die Idee der veränderten Proteaseaktivität als Ursache der Amyloidablagerung immer noch Spekulation bleibt. Auch die physiologischen Funktionen des rezeptorartigen Vorläuferproteins bleibt noch im Dunkeln. Trotz großer Fortschritte im Verständnis der genetischen Veränderungen bei der – insgesamt seltenen – Untergruppe der familiären Alzheimer-Krankheit und bei der Aufklärung der Schritte, die zur Amyloidablagerung führen, hat die molokularbiologische Forschung bisher nicht den Durchbruch zur Erklärung der Alzheimer-Erkrankung gebracht, den viele erhofft hatten. Überhaupt wird die Bedeutung genetischer Faktoren durch neueste Ergebnisse der molekularbiologischen Forschung eher relativiert (St. George-Hyslop et al. 1990).

6 Hypothesen zur Ätiologie der Demenz vom Alzheimer-Typ

Welche Vorstellungen hat man zur Zeit über die Hintergründe und Ursachen dieser Krankheit und wie kann man die z. T. schwer verständlichen Befunde sinnvoll ordnen? Im vorangegangenen Abschnitt wurde eine Vielzahl von biologischen Befunden aufgeführt, die sich mit unterschiedlichsten Untersuchungsmethoden bei der Demenz vom Alzheimer-Typ finden ließen. Diese verwirrenden und sich auch manchmal widersprechenden Befunde einzuordnen und in ein einheitliches Bild zu fassen, ist bisher nicht gelungen. Allerdings gibt es eine Reihe von Theorien, die jeweils einen Teil der genannten Befunde erklären und weitere Forschungsansätze liefern.

6.1 Stoffwechseltheorien

Hier sind als erstes die schon erwähnten neurochemischen oder Stoffwechseltheorien zu nennen. Die cholinerge Hypothese der Demenz erklärt die kognitiven Störungen mit Veränderungen am cholinergen Neurotransmittersystem. Allerdings bleibt eine Erklärung für die anderen Transmitterstörungen noch aus. Eine Theorie, die die cholinerge Hypothese mit einbezieht, stellt die Hypothese der zellulären Glukosestoffwechselstörung dar. Sie erklärt zum einen die besondere Betroffenheit des cholinergen Neurotransmittersystems und liefert andererseits auch einen Ansatz zum Verständnis der anderen Transmitterstörungen und der Nervenzelluntergänge. Es wird vermutet, daß eine Schädigung auf der Ebene der Glukoseregulation im Gehirn, möglicherweise am Insulinrezeptor im Gehirn, die grundlegende Ursache der Demenz darstellt. Acetylcholin wird aus einem Abbauprodukt der Glukose aufgebaut, dem Acetylkoenzym A. Bei einer Schädigung der Glukoseverwertung würde zunächst die Acetylcholinbildung besonders geschädigt. Glukose liefert auch die Energie, die für die ganzen zellulären Prozesse notwendig ist, und bei einem Mangel der Glukoseverwertung werden die Zellen mit den größten Stoffwechselanforderungen im Gehirn am stärksten geschädigt. Dies wären die Neurone, die die Neurotransmitter herstellen und ausschütten.

Die Glutamathypothese und die Kalziumhypothese sind eng miteinander verknüpft. Nach diesen Vorstellungen häuft sich in den Neuronen entweder durch einen Überschuß an Glutamat oder durch andere Mechanismen intrazelluläres Kalzium an. Durch solch eine Kalziumüberflutung von Zellen werden eine Vielzahl von biochemischen Reaktionen in Gang gesetzt, die alle zu einer Schädigung und schließlich zur Degeneration der betroffenen Neurone führen.

Einen anderen Ansatz nimmt die Radikalhypothese. Sie geht davon aus, daß Neurotransmitterfunktionen immer an intakte Zellmembranen gebunden sind. Die Zellmembranen können leicht durch Einwirkungen sog. freier Sauerstoffradikale geschädigt werden. Man weiß, daß im Alter die Fähigkeit zur Entgiftung von diesen freien Radikalen abnimmt, wobei z.B. beim Morbus Parkinson die Radikaltheorie eine gute Erklärung für viele Befunde darstellt. Bei der DAT weiß man allerdings noch zu wenig, um den Wert der Radikaltheorie in der Ätiologie der Erkrankung abschätzen zu können.

6.2 Virustheorie

Bei einigen neurodegenerativen Erkrankungen, wie z.B. der Jacob-Creutzfeldt-Krankheit, wurde als Ursache eine Slow-Virus-Infektion gefunden, die sich auf Schimpansen übertragen ließ, wobei nach ca. 1 Jahr Inkubationszeit die Tiere erkrankten. Diese aufsehenerregenden Befunde, die auch bei der DAT an einen übertragbaren Erreger denken ließen, konnten aber bislang nicht belegt werden, d. h. eine Übertragbarkeit der DAT auf das Tier ließ sich nicht nachweisen.

6.3 Immunologische Theorie

Auch immunologische Theorien wurden zur Erklärung für die massenhaften Amyloidablagerungen bei der DAT herangezogen. Man weiß, daß Amyloidablagerungen in anderen Geweben häufig bei Krankheiten auftreten, die durch immunologische Mechanismen verursacht werden, und man findet auch bei der DAT Immunglobuline im Gehirn und manchmal auch einen Anhalt für Störungen des Immunsystems. Diese Theorie hat ihre Grenzen allerdings darin, daß sie die spezifischen biochemischen Veränderungen bei der DAT nicht erklären kann.

6.4 Genetische Theorie

Die familiäre Häufung der DAT und die molekularbiologischen Befunde über ein krankhaftes Gen (das FAD-Gen), sind ein überzeugender Beleg für eine genetische Verursachung. Dies gilt aber nur für die Untergruppe der präsenilen Manifestationsform. Man weiß aber nicht mit völliger Sicherheit, was das Genprodukt des FAD-Gens ist (vielleicht das Amyloidvorläufer-Protein) und wie sich die genetische Störung mit den Stoffwechselstörungen in Übereinstimmung bringen lassen. Ihre Grenze hat die genetische Theorie, wenn man die große Anzahl der sporadisch auftretenden DAT-Fälle bedenkt, bei der keine familiäre Häufung nachweisbar ist.

6.5 Neurotoxintheorie

Bei dieser Theorie denkt man besonders an die Bedeutung des Aluminiums, dem neurotoxische Wirkungen zugesprochen werden. Außerdem wurde Aluminium in den Plaques und Tangles gefunden, wobei in Kontrollhirnen 2,3 ± 2 µg/g Trockengewicht und in Alzheimer-Gehirnen 12–14 ± 11 µg gemessen wurden. Da aber Einlagerungen von verschiedenen Elementen (z. B. auch Eisen und Kalzium) in nekrotischen Hirnarealen gehäuft auftreten, könnten erhöhte Aluminiumkonzentrationen sowohl Ursache als auch Folge der neuropathologischen Veränderungen sein.

Untersuchungen bei Dialysepatienten, die mit einem Dialysat behandelt wurden, das mehr als 30 µg Aluminium/l enthielt, ergaben ein gehäuftes Auftreten von Enzephalopathien. Nach anfänglichen Symptomen wie Dysarthrie, Myoklonien und später auch Dyspraxien trat dann schließlich bei unvermindert hoher Aluminiumkonzentration im Dyalisat eine progressive Demenz auf. Neuropathologisch zeigten aber die Gehirne dieser Patienten keine erhöhte Anzahl von Plaques und selten neurofibrilläre Tangles. Es ergaben sich allerdings Hinweise auf fibrilläre Einschlüsse in Neuronen. Die wichtige Frage, ob zwischen Dialyse und DAT ein Zusammenhang besteht, bleibt also vorerst umstritten und weiterhin unwahrscheinlich.

Auch die epidemiologischen Studien konnten die Aluminiumhypothese weder bestätigen noch widerlegen. Bemerkenswert sind dabei weniger Resultate von englischen Forschergruppen als vielmehr Befunde einer Untersuchung in Zürich, die einen Zusammenhang zwischen hohem Aluminiumtrinkwassergehalt und der Inzidenz der DAT ausschließen ließen (Wettstein 1990).

Daß Neurotoxine aus der Umwelt ähnliche Erkrankungen wie die DAT auslösen können, wurde kürzlich für die Parkinson-Demenzerkrankung auf der Insel Guam nachgewiesen. So fand man zwar einige Anknüpfungspunkte für die Wichtigkeit von Umweltgiften wie Aluminium als ursächliche Faktoren für die DAT, eine genaue Erklärung für die neuropathologischen und neurochemischen Veränderungen liefern sie aber nicht.

6.6 Streß

Es ist bekannt, daß Alzheimer-Patienten eine verminderte Adaptation in Streßsituationen zeigen. Gestützt wird diese Beobachtung durch endokrinologische Befunde wie erhöhte Kortisolwerte im Alter speziell bei der DAT und durch die Beobachtung häufig abnormer Dexametasontests bei diesen Patienten. Streß kann nun über kortisolvermittelte Mechanismen Nervenzellen im Hippocampus schädigen (Sapolsky et al. 1986).

Die Glukokortikoidwirkung (speziell des Kortisols) werden dabei über spezielle intrazelluläre Kortikoidrezeptoren vermittelt, die ubiquitär z. B. in Leukozyten, aber auch in Hippocampuszellen nachzuweisen sind. Es ist also zunächst zu vermuten, daß der gestörten Adaptation in Streßsituationen eine Regulationsstörung der Rezeptoren zugrunde liegt. Die Hypothese wird gestützt durch experimentelle Befunde, wonach bei jungen Ratten eine Höherregulation der Glukokortikoidrezeptoren nach Adrenalektomie auftrat, nicht aber bei alten Tieren. Weiterhin zeigte sich tierexperimentell, daß die Kortisolspiegel im Alter, wohl als Folge einer Rezeptordesensitivierung, ansteigen. Andererseits würden steigende Glukokortikoidspiegel die Desensitivierung der Rezeptoren weiter vorantreiben und somit zu einem Circulus vitiosus führen. Es konnte experimentell gezeigt werden, daß ein Glukokortikoidexzeß neurotoxisch wirkt und zu Zelldegenerationen im Hippocampus führen kann. Es ist somit denkbar, daß derartige Mechanismen auch bei der DAT eine Rolle spielen, da sich nach deLeon et al. (1988) hippocampale Läsionen v. a. bei solchen Patienten fanden, die eine abnorme Kortisolsekretion aufwiesen.

Zusammenfassend läßt sich sagen, daß alle ätiologischen Theorien Stärken und Schwächen haben und das verwirrende Puzzle der Alzheimer-Krankheit noch nicht verstanden wird. Alle Theorien stimulieren aber die weitere Forschung. Man kann nun hoffen, daß eine wirksame ursachenbezogene Behandlung dieser Erkrankung auf der Basis eines besseren Verständnisses der Krankheitsabläufe und deren Ursachen in absehbarer Zeit gefunden wird.

7 Risikofaktoren der Demenz vom Alzheimer-Typ

Solange man die pathobiochemischen Abläufe bei der Alzheimer-Krankheit noch nicht genau erklären kann, konzentriert man sich intensiv auf die Identifizierung von Risikofaktoren, die bei der Entstehung der Krankheit eine Rolle spielen könnten, ohne daß dabei eine ursächliche Verbindung hergestellt wird. Wären Risikofaktoren bekannt, ließe sich durch deren Vermeidung ein Ausbrechen der Krankheit hinauszögern, womöglich auch verhindern. In zahlreichen Studien wurden mögliche Risikofaktoren untersucht, ohne daß sich eindeutige Zusammenhänge nachweisen ließen (Henderson u. Henderson 1988). Nachfolgend sind alle nach dem heutigen Kenntnisstand nicht in Zusammenhang mit der DAT stehenden Faktoren aufgelistet:

- soziale Schicht und Bildung,
- Alter der Eltern bei der Geburt später Betroffener,
- Kinderanzahl und Stellung in der Geschwisterreihe,
- Kopfverletzungen,
- psychische Störungen,
- Wohnregion,
- Rauchen,
- Rasse,
- Vor- und Miterkrankungen,
- Schilddrüsenkrankheiten,
- Analgetikamißbrauch,
- organische Lösungsmittel,
- Aluminium (fraglich).

Ausführlicher ist auf Faktoren einzugehen, die nach dem heutigen Kenntnisstand in einem statistischen Zusammenhang mit der DAT stehen.

7.1 Alter

Wie bereits ausgeführt und aus epidemiologischen Untersuchungen bekannt, tritt die DAT mit zunehmendem Alter häufiger auf (Molsä et al. 1982). Dabei verdoppelt sich die Prävalenz für »Demenzen« alle 5,1 Jahre, für die Demenz vom Alzheimer-Typ alle 4,5 Jahre (Jorm et al. 1987). Die frühere Annahme, im Laufe der Jahre selektiere sich eine Gruppe von Menschen mit einer »Resistenz« gegen die Erkrankung heraus, läßt sich aufgrund dieser Befunde nicht mehr halten. Vielmehr ist die Inzidenz der über 85jährigen 3mal höher als die der 75- bis 84jährigen (Mölsa et al. 1982). Das Alter stellt somit den bedeutensten Risikofaktor bei DAT dar.

7.2 Geschlecht

In mehreren Untersuchungen fand sich ein gehäuftes Auftreten der DAT bei Frauen (Henderson 1990). Im Rahmen von neuropathologischen Untersuchungen fanden sich allerdings keine Unterschiede zwischen Männern und Frauen (Skullerud 1985). Die mittlere Dichte von Tangles und Plaques unterschied sich dabei bei 429 Gehirnbiopsien nicht.

7.3 Familie und Genetik

In allen vorliegenden Untersuchungen konnte eine erhöhte Inzidenz unter Verwandten 1. und 2. Grades gesichert werden (Henderson 1988; Amaducci et al. 1986). Allerdings sind die Ergebnisse nicht frei von dem Einfluß verschiedener intervenierender Variablen. So können die Informationen von Familien mit einem Betroffenen durch die Erfahrung mit dem Kranken verändert sein, wobei sich häufig nicht feststellen ließ, ob wirklich eine DAT vorlag. Für die frühe Form der DAT läßt sich sagen, daß etwa die Hälfte der Fälle sporadisch auftritt, wobei für die späten Formen Schätzungen zwischen 64% sporadischer Fälle und keiner Differenz zur gesunden Bevölkerung liegen. In der Literatur wurden einige gesicherte Alzheimer-Familien beschrieben (St. Georg-Hyslop et al. 1987; Bird et al. 1990). Sie zeichnen sich meist durch ein relativ frühes Erkrankungsalter aus. Die Zahlen bei der senilen DAT sprechen aber eher gegen eine Determinierung auf genetischer Basis, da bei 0–36% genetischer Ursache noch eine Fülle von anderen ätiologischen Faktoren diskutiert werden muß.

8 Therapeutische Ansätze und Prophylaxe

Ziel aller therapeutischen Maßnahmen beim Demenzsyndrom muß es sein, die Formen von Demenzen, die behandelbar sind, zu erkennen und einer ursächlichen Therapie zuzuführen und die ursächlich weniger oder nicht behandelbaren Formen symptomatisch und/oder mittels Milieutherapie zu behandeln. Wir werden somit im folgenden die eher gut behandelbaren und die weniger gut behandelbaren Demenzformen beschreiben.

8.1 Eher gut behandelbare Demenzen

Dazu gehören alle die in der Übersicht S. 11 und 12 dargestellten Formen sekundärer Demenz. Entsprechend der Ätiologie (mechanisch, toxisch, metabolisch/endokrinologisch, infektiös und bedingt durch Mangelzustände) wird man mit neurologisch/neurochirurgischen oder mit internistischen Behandlungsmethoden ursächlich und symptomatisch therapieren. Ursächlich behandelbare Formen sind v. a. Mangelzustände und metabolisch/endokrinologische Erkrankungen (z.B. Exsikkose, Hypothyreose), manche infektiöse Formen (z.B. progressive Paralyse), einige toxische Einflüsse (z. B. Anticholinergika) und viele neurochirurgisch angehbare Formen (z. B. subdurales Hämatom, Hirntumoren). Weniger ursächlich, aber recht gut symptomatisch, sind z.B. Demenzformen bei Morbus Wilson zu therapieren.

Iatrogen verursachte Demenzformen, bedingt durch nicht adäquate Verordnungen von Medikamenten, die ein Demenzsyndrom auslösen können, sind folgende (Poremba 1988):

1) Digitalisglykoside	
2) Sedativa, Hypnotika	Benzodiazepine, Barbiturate, Chloralhydrat, Antihistaminika, Glutethimid,
3) Antidepressiva	Trizyklika, Tetrazyklika; selten: MAO-Hemmer, Lithium,
4) Neuroleptika	Phenothiazine, Butyrophenone,
5) Antihypertensiva	β-Blocker, Methyldopa, Guanethidin, Mecamylamin, Clonidin, Reserpin.

Tabelle 12. Medikamentengruppen, die zu symptomatischen Therapien bei Demenzprozessen empfohlen werden. (Aus: Poremba (1988))

Gruppe/Hauptwirkung	Wirkstoff	Handelsname	Richtdosis
Thymoleptika			
1) 5-HT-Reuptake-Hemmer	Trazodone	Thombran	50–100 mg/Tag
	Fluvoxamin	Fevarin	100–200 mg/Tag
2) NA-Reuptake-Hemmer	Maprotilin	Ludiomil	50– 75 mg/Tag
	Viloxazin	Vivalan	100–200 mg/Tag
3) α-Rezeptorantagonist	Mianserin	Tolvin	20– 60 mg/Tag
Neuroleptika			
1) Butyrophenone	Haloperidol	Haldol	3–5 (–50) gtt/Tag
	Melperon	Eunerpan	50–200 mg/Tag
2) Phenthiazine	Levomepromazin	Neurocil	30–60 gtt/Tag
	Clopentixol	Ciatyl	45–60 mg/Tag
Hypnotika	Clomethiazol	Distraneurin	0,5–1,0 g/Tag

Trizyklische Antidepressiva z.B. bewirken oft durch ihre anticholinergen Nebenwirkungen dementielle Syndrome, die nach Absetzen der Medikation reversibel sind.

Pseudodemenzen (reaktive und endogene Depressionen) sind meist gut behandelbare Formen und erfordern den Einsatz von Antidepressiva. Auch hier sollte auf eine Beeinträchtigung kognitiver Funktionen durch anticholinerge Wirkprinzipien geachtet werden. Alternativvorschläge von nichtanticholinerg wirkenden Psychopharmaka finden sich in Tabelle 12.

Auch die vaskulären Demenzen (z.B. MID) können z.T. gut symptomatisch behandelt werden. Hier wird man sein Augenmerk auf eine optimale Einstellung von Blutdruck, Blutzucker und Blutfetten sowie andere Risikofaktoren einer zerebralen Gefäßerkrankung richten.

8.1.1 Weniger gut behandelbare Demenzen

Die degenerativen Demenzen gehören zu den ursächlich nicht und symptomatisch weniger gut behandelbaren Demenzformen. Im folgenden sollen therapeutische Ansätze bei der Alzheimer-Demenz besprochen werden, da diese Erkrankung zahlenmäßig ganz im Vordergrund steht.

Das therapeutische Vorgehen bei der Alzheimer-Demenz beruht auf 3 Behandlungskonzepten:

- dem sozialpsychiatrischen,
- dem psychotherapeutisch-verhaltenstherapeutischen und
- dem somatotherapeutischen Konzept.

Da es derzeit noch keine überzeugende ursachenbezogene Behandlungsmethode gibt, wird man je nach Schweregrad (s. Kapitel 4.3) die 3 Konzepte in unterschiedlicher Gewichtung anwenden. Bei leichter Demenz werden sinnvollerweise somatotherapeutische Konzepte und psychologische Verfahren (z. B. Gedächtnistraining) angewendet. Mit Zunahme der Demenz wird die positive Beeinflußbarkeit des Verhaltens und der kognitiven Leistungsfähigkeit mittels hirnleistungssteigernder Medikamente und kognitionspsychologischer Verfahren abnehmen, wobei dann sozialpsychiatrische und verhaltenstherapeutische Interventionen (z. B. mittels Milieutherapie) ganz in den Vordergrund treten. Bei sehr schwerer Demenz schließlich ist die Rundumpflege durch Angehörige oder professionelle Betreuer oft nicht mehr zu umgehen.

8.2 Sozialpsychiatrischer Ansatz

Hilfreich sind Strukturen, wie sie z. B. in Würzburg und München von den beiden psychiatrischen Universitätskliniken initiiert wurden. Nach einer epidemiologischen Bestandsaufnahme, die v. a. auf die Erhebung des Prozentsatzes an alten Menschen in den entsprechenden Städten und Kreisen abzielt, wird man aufgrund von Prävalenz und Inzidenz die Anzahl an Alzheimer-Patienten grob abschätzen können. Aufgrund dieser Zahlen lassen sich dann Versorgungskonzepte erarbeiten. Am Beispiel Würzburg/Unterfranken dient die regionale Alzheimer-Gesellschaft als Organisationsbasis und trägt in den 4 unten genannten Bereichen zur Umfeldstrukturierung bei:

Bereich 1	
Diagnostik und informelle Struktur, Gedächtnissprechstunde, »Alzheimer-Telefon«, Telefon von Angehörigen für Angehörige, Selbsthilfegruppen;	
Bereich 2 und Bereich 3	
Versorgung, Klinikanbindung, Tagesklinik/-pflege, Sozialstationen, Altenheime, Kurzzeitpflege,	Kooperation, Andere Kliniken, Städte und Kreise, Öffentliche und private Träger, Deutsche Alzheimer-Gesellschaft;
Bereich 4	
Informationsvermittlung: 1) An die Bevölkerung (Presse, Rundfunk, Veranstaltungen), 2) An Angehörige und Betroffene (über Selbsthilfegruppen), 3) An professionelle Betreuer (Fortbildungen, Seminare, Kongresse, Veröffentlichungen).	

Mit ähnlichen Modellen, wie dem im »Würzburger Modell« beschriebenen Vorgehen, dürften sich sozialpsychiatrische Initiativen der Therapie entwickeln lassen. Da über 80% aller Alzheimer-Patienten zu Hause von Angehörigen betreut werden, kommt dem sozialpsychiatrischen Ansatz hohe Priorität zu.

8.3 Psychotherapeutisch/verhaltenstherapeutischer Ansatz

Die zweite wichtige Säule ist die der Psychotherapie und insbesondere der Verhaltenstherapie bei kognitiver Beeinträchtigung. Zielgruppen sind hier neben den Dementen bei zunehmender Beeinträchtigung der Kranken auch Angehörige und unmittelbar Pflegende.

Bei der Psychotherapie handelt es sich um präventive Verhaltensstrategien, die der Verminderung psychischer Störungen und körperlicher Krankheiten unter Förderung von Wohlbefinden und Autonomie v. a. im Alter dienen. Zum einen sollen die Verfahren dem alten Menschen mit dem Handicap der Demenz Möglichkeiten schaffen, seelische Belastungen zu bewältigen und lebensverlängernd zu wirken, zum anderen sollen Verfahren eingesetzt werden, die dem Ziel dienen, auch das Risikoverhalten zu reduzieren. Dazu gehören sowohl kognitive Techniken als auch Trainingverfahren wie etwa Gedächtnistraining oder Training kognitiver Leistungen.

Bei Anwendung psychologisch fundierter Therapiemaßnahmen erwies sich ein Stufenplan als hilfreich, der sich am Schweregrad orientiert. In die Sprache des Therapeuten übersetzt beinhaltet diese Psychotherapie/Verhaltenstherapie bei Alzheimer-Patienten

bei leichter Demenz:
- Verhaltensanalyse (Verhaltensbeobachtung und -beschreibung),
- Gerontopsychotherapie,
- operante Methoden zum Abbau von unerwünschten Verhaltensweisen wie z. B. positive Verstärkung mittels
  - »shaping« (Verhaltensformung),
  - »prompting« (Hilfestellung),
  - »fading« (Ausblendung der Hilfestellung);

bei mittelgradiger Demenz:
- operante Methoden zur Aufteilung eines komplexen Verhaltens in kleine und kleinste Verhaltenschritte wie z. B. »chaining« (Verhaltensverkettung),
- klassisches Konditionieren (z. B. von Vertrautem mit Neuem oder von »damals« auf »heute«),
- operantes Konditionieren wie z. B. positive verbale oder materielle Verstärkung,
- Modellernen zur Entwicklung und Aufrechterhaltung erwünschter Verhaltensweisen wie z. B. »modelling effect« (Beobachtungslerneffekt),
- Realitätsorientierungstraining (ROT);

bei schwerer Demenz:
- verhaltenstherapeutische Intervention bei Inkontinenz: Kontingenzmanagement.

Nur bei leichter Demenz wird die Gerontopsychotherapie einsetzbar sein; später folgen dann verhaltenstherapeutische Konzepte wie operantes und klassisches Konditionieren und die Milieutherapie. Mit zunehmender Demenz wird der Angehörigenbeitrag stetig wachsen, während die Kompetenz des Patienten weiter abnimmt. Psychotherapie bei Schwerstdementen ist dann ausschließlich als Psychotherapie bei betroffenen Angehörigen und unmittelbar Pflegenden angebracht, wenn verhaltenstherapeutische Interventionen mittels Kontingenzmanagement nicht mehr greifen.

Zu der zweiten Säule gehört auch die Verhaltenstherapie, auf die im folgenden anhand einer kognitiven Milieutherapie, wie sie von Wettstein (1991) beschrieben wurde, etwas detaillierter eingegangen werden soll, da das therapeutische Vorgehen bei schwer- bzw. schwerstdementen Patienten besonderer Strategien bedarf.

Die Grundsätze der kognitiven Milieutherapie (KMT) beinhalten die Anpassung der menschlichen und physikalischen Umwelt der Demenzkranken an seine verminderte kognitive Leistungsfähigkeit und an seine Ressourcen; sie umfaßt 4 Schritte:

Schritt 1. Detaillierte Information der Angehörigen und professionellen Betreuer über Defizite und Ressourcen (kognitive und somatische) erlauben ein Erarbeiten einer patientenzentrierten Betreuungsstrategie;

Schritt 2. Hilfen zur Kompensation der Defizite ersparen dem Patienten Frustration und Entmutigung und erlauben ihm, Mut und Energie zu sparen für

Schritt 3. Aktivierung der noch vorhandenen Ressourcen durch
- aktivierende Pflege, z.B. Toilettentraining,
- gezieltes Üben im Grenzbereich Defizit/Ressourcen unter fachkundiger Anleitung,
- allgemeine Animation im Bereich der noch intakten Ressourcen (z.B. Spazierengehen);

Schritt 4. Anpassen der Umwelt an Defizite, z.B.
- möglichst wenig ändern wegen der amnesiebedingten Anpassungsschwierigkeiten,
- bei völliger örtlicher Desorientierung: evtl. geschlossene Umgebung,
- Orientierungshilfen, z.B. Nachtlicht,
- Anpassen der Kleidung, z.B. Schlüpfschuh statt Bindeschuh bei Apraxie.

Einiges an dem Konzept, v. a. therapeutische Maßnahmen, die unter Schritt 4 angegeben sind, erinnern an die schon lange bekannten Realitätsorientierungsprogramme, die bereits 1958 von dem amerikanischen Psychiater Folsom in Form einer Pilotstudie am Veterans Administration Hospital in Topeka (USA) eingeführt wurden.

8.4 Pharmakotherapeutischer Ansatz

Während die sozialpsychiatrischen und psychotherapeutisch/verhaltenstherapeutischen Therapieformen bei Demenzen Umfeld und Psyche stabilisieren, darf nicht übersehen werden, daß diese Therapien primär symptomorientiert arbeiten. Die pharmakologischen Ansätze hingegen versuchen, neben der Symptombehandlung auch ursachenbezogen vorzugehen.

Die 3. wichtige Säule stellt deshalb die der Pharmakotherapie dar. Drei Bereiche sind dabei von klinischer Bedeutung:

1. die Behandlung von Begleiterkrankungen und Verhaltensstabilisierung (symptomatische Therapie),
2. hirnleistungsfördernde Maßnahmen,
3. prophylaktische/neuroprotektive Maßnahmen.

Auch beim therapeutischen Management mit Pharmaka sollte man sich immer wieder vergegenwärtigen, daß es Symptome gibt, die sich »eher gut« und solche, die sich »weniger gut« behandeln lassen (s. oben). Eher gut behandelbar sind Begleitsymptome der Demenz, wie z.B. Depressionen und Agitiertheit, während Hirnleistungsstörungen weniger gut behandelbar sind. Medikamente gegen Begleitsymptome wie z. B. Schlaflosigkeit, psychomotorische Unruhezustände, depressive Verstimmungen und ausgeprägte Angstzustände sind in Tabelle 13 enthalten. Beim geschickten Umgang mit diesen Medikamenten vermindert man Symptome wie Agitiertheit und Schlafstörungen und entlastet so die Ange-

Tabelle 13. Medikamente bei Verhaltensstörungen infolge Demenz

Verhaltensstörung	Medikament
Schlafstörungen und leichte Unruhe, leichte psychotische Zustände	Niederpotente Neuroleptika (Promethazin, Promazin, Melperon, Pipamperon) Anxiolytika (Diazepam, Temazepam, Lormetazepam, Clomethiazol)
Psychomotorische Unruhe	Hochpotente Neuroleptika (Haloperidol)
Depressive Verstimmungen	Antidepressiva (Cave: Verschlechterung der Demenz durch anticholinerge Nebenwirkungen)

hörigen, die oft durch das 24-h-Pflegeprogramm bis zum Äußersten belastet werden.

8.4.1 Strategien bei der Behandlung der Demenz vom Alzheimer-Typ

8.4.1.1 Neurotransmittersupplementierung. Bei der Behandlung der Hirnleistungsstörungen gibt es unterschiedliche Strategien. Zu den bekanntesten gehört die Substitution klassischer Neurotransmitter oder deren Vorstufen. Die Substitutionstherapie fußt auf der Kenntnis, daß bei der Alzheimer-Demenz die wichtigsten Neurotransmittersysteme befallen sind und zwar:

a) das cholinerge System, das aus den Nucleus basalis Meynert kommend Projektionsbahnen in den gesamten Kortex und in den Hippocampus sendet,
b) das aus dem Locus coeruleus aufsteigende noradrenerge System,
c) das aus dem Nucleus raphe dorsalis kommende serotonerge System,
d) das aus dem ventralen Tegmentum herrührende und in frontale und limbische Regionen projizierende und das aus der Substantia nigra in das Striatum hineinreichende dopaminerge System und außerdem das tuberoinfundibuläre System, das auf die Prolaktinausschüttung wirkt.

Das cholinerge und die katecholaminergen Neurotransmittersysteme sind dabei in der in Tabelle 14 dargestellten Weise befallen, d. h. umgekehrt wie beim Morbus Parkinson ist das cholinerge System offensichtlich am meisten betroffen. In Anlehnung an die Azetylcholinmangelhypothese besteht ein therapeutisches Vorgehen in der Substitution des Transmitters (Acetylcholin und dessen Vorstufen und zwar einerseits präsynaptisch durch Steigerung der Synthese (z. B. mittels Cholinzufuhr), dann im

Tabelle 14. Vereinfachte Übersicht über Neurotransmitter bei DAT und Morbus Parkinson. (Nach: Riederer, Brain Tribune 9 (1991))

DAT	ACh > 5-HT >> NA > DA
Morbus Parkinson	DA > NA >> 5-HT > ACh
DA	Dopamin
NA	Noradrenalin
5-HT	Serotonin
ACh	Acetylcholin
>	stärker vom degenerativen Prozeß betroffen
>>	wesentlich stärker vom degenerativen Prozeß betroffen

synaptischen Spalt durch Hemmung des Abbaus (z. B. mittels Cholinesterasehemmern) und schließlich postsynaptisch durch Rezeptorstimulation (z. B. mittels Rezeptoragonisten wie RS86, Arecholin und Pilocarpin).

Besonders erfolgversprechend schienen eine Zeitlang Mechanismen zu sein, die den Abbau hemmen. Die bekanntesten Substanzen sind dabei Physostigmin und Tetrahydroaminoacridine (THA), das Tacrine. Eine Kombinationsbehandlung von Physostigmin und Lecithin gab anfänglich Anlaß zu Hoffnungen (Peters und Levin 1979; Wettstein et al. 1991). Mehrere Versuche, die Resultate zu reproduzieren, mißlangen jedoch. Ähnlich verliefen Versuche mit einer direkten Acetylcholinrezeptorstimulation z. B. mit der Substanz RS86 (Wettstein et al. 1984; Bruno et al. 1986). Mit Enthusiasmus berichtete Summers et al. (1986) über einen Behandlungsversuch mit Tacrine: bei 16 von 17 mittelgradig befallenen Alzheimer-Patienten waren deutliche Zustandsbesserungen aufgetreten. Später konnten die Studienergebnisse jedoch nicht ähnlich günstig repliziert werden.

Behandlungsstrategien mit katecholaminergen Transmittern sind derzeit noch im Stadium der Entwicklung und klinisch nicht ausreichend erprobt. Erwähnenswert sind erste Ergebnisse mit Deprenyl, wonach sich motorische Funktionen besserten, ohne daß es aber zu einer gesteigten kognitiven Leistungsfähigkeit kam (Tariot et al. 1987 a, b).

Zu den katecholaminergen Transmittern gehört auch das Dopamin, dessen Umsatz bei der DAT ebenfalls beeinträchtigt ist. Dementsprechend läßt sich die nootrope Wirksamkeit etwa der Substanz Nicergolin durch deren dopaminerge Aktivität und der hiermit verbundenen Vigilanzsteigerung teilweise erklären. Untermauert wird dieser Zusammenhang durch Forschungsergebnisse, welche nicht nur die nootrope Aktivität von Nicergolin bei degenerativer und vaskulär bedingter Demenz sowie deren Mischformen belgen (Herrschaft 1992), sondern auch bei dem kombinierten Auftreten von Morbus Parkinson mit Demenz (sog. Parkinson-Plus-Syndrom) mit der üblichen Dosierung von 2mal 30 mg/Tag bezüglich der ursprünglichen L-Dopadosis einen Einspareffekt von ca. 25% demonstrierten. Auch das signifikante Absinken der Prolaktinspiegel reflektierte bei diesen Untersuchungen die dopaminerge Aktivität von Nicergolin.

8.4.1.2 Nootropika. Unter Nootropika werden zentralnervös wirksame Substanzen verstanden, die höhere integrative Hirnfunktionen wie Gedächtnis, Lern-, Auffassungs-, Denk- und Konzentrationsfähigkeit verbessern sollen, für die jedoch ein spezifischer, einheitlicher Wirkungsmechanismus nicht bekannt ist (Coper und Kanowski 1983). Sie gehören pharmakologisch unterschiedlichen Stoffgruppen an und haben eine unterschiedliche Struktur. Der Wirkungsweise von Nootropika liegt allgemein die Auffassung zugrunde, daß sie noch funktionsfähige Neuronenverbände zu optimaler Leistung stimulieren vermögen (Stabilisierung der adaptativen Kapazität), oder gegen pathologische Einflüsse zu schützen vermögen (z. B. Störungen des Glukose- und Energiehaushalts oder Transmittermetabolismus) (Kanowski 1986). Sie gehören in Deutschland zu den am häufigsten verschriebenen Medikamenten in der Pharmakotherapie der Demenzen. Obwohl ihre Wirksamkeit umstritten ist, können sie eine berechtigte Anwendung in einem rationalen Therapiekonzept finden. Da viele Nootropika altbekannte und empirisch entwickelte pharmakologische Substanzen sind, genügen die damals durchgeführten Studien zum Wirksamkeitsnachweis häufig nicht mehr den modernen Anforderungen, wie sie in letzter Zeit vom Bundesgesundheitsamt formuliert worden sind. So erklären sich manche Diskussionen um eine Wirksamkeit der Nootropika über methodische Probleme. Zusätzlich ist eine Verzögerung eines progredienten Krankheitsprozesses, wie bei der Demenz vom Alzheimer-Typ zu erwarten, in der klinischen Erfahrung am einzelnen Patienten schwer zu belegen. Klinisch wirksamen Nootropika wie dem Nicergolin, Pyritinol, Pirazetam und Dihydroergotoxinmesylat wird eine Einflußnahme auf den Glukosestoffwechsel zugeschrieben; aber auch neuroprotektive Wirkungen lassen sich für einige Nootropika belegen.

Einige nootrop wirksame Substanzen (wie z. B. Nicergolin) haben zusätzlich thrombozytenaggregationshemmende Wirkungen, die bei der Multiinfarkt-Demenz und Mischformen ebenfalls erwünscht sind, wobei die bei Nootropika in unterschiedlichem Ausmaß erzielbaren restituierenden Effekte auf den geschädigten Glukosestoffwechsel davon unabhängig sind. Weitere bekannte Strategien der Behandlung sind andere rheologische Maßnahmen bei der Multiinfarkt-Demenz und bei gemischten Demenzen (wie z. B. über Meclofenoxat, Naftidrofuryl oder Pentoxifyllin), die Verminderung oder Ausschaltung von Risikofaktoren (z. B. des möglicherweise schädlichen Aluminium) und das Vermeiden von anticholinerg wirksamen Substanzen (z. B. Antidepressiva oder Antiparkinson-Mittel mit anticholinerger Komponente).

8.4.1.3 Neuroprotektiva

8.4.1.3.1 Beeinflussung von Membraneigenschaften. Neuere Strategien fußen auf Membrankonzepten und beinhalten therapeutische Einflußnahmen auf biologische Membranen. Mit zunehmendem Alter finden innerhalb der Flüssigmosaikstruktur der Membranen Veränderungen statt.

> Die qualitative und quantitative Zusammensetzung der Lipide im Alter:
>
> a) Phospholipid-Cholesterin-Verhältnis nimmt zu,
> b) monoungesättigte Fettsäuren nehmen zu,
> c) Membranrigidität nimmt zu,
> d) Aktivität der Na^+/K^+-ATPase sinkt,
> e) Dopamin-Uptake sinkt,
> f) Phospholipaseaktivität sinkt,
> g) Acetylcholinfreisetzung sinkt,
> h) H_2O sinkt.

Therapeutische Ansätze zielen auf eine Applikation von Membranbausteinen und -stabilisatoren hin (z.B. Phosphatidylserin, Phosphatidylcholin, CDP-Cholin, α-Liponsäure), um so der Membranschädigung entgegenzuwirken.

8.4.1.3.2 Substanzen gegen freie Sauerstoffradikale. Die Hypothese beinhaltet, daß auch freie Radikale destruierende Einflüsse auf die Membranen ausüben können. Durch den starken Anstieg der Kalziumkonzentration werden Phospholipasen aktiviert, die wiederum membranbildende Phospholipide metabolisieren; dadurch entstehen freie Fettsäuren und über Arachnoidonsäure und Prostaglandine freie Radikale. Therapeutische Erwägungen beziehen deshalb eine Prophylaxe mit den Radikalfängern Vitamin E, C und Selen mit ein.

Zu dem am stärksten wirkenden Radikalfängern zählt die im Handel befindliche α-Liponsäure, wobei auch von anderen Substanzen, wie z. B. dem Gingko biloba, diese Eigenschaft bekannt ist.

8.4.1.3.3 Substanzen gegen Exzitotoxinwirkungen. Die Exzitotoxintheorie fußt auf Befunden, daß vermehrtes Glutamat, das z. B. bei Ischämien und Zelluntergängen anfällt, zu einer dauerhaften zellschädigenden Depolarisation und somit zum Zelltod (Exzitotoxinwirkung) führt. Dauerdepolarisation wiederum setzt vermehrt Kalzium frei, das katabolische Enzyme wie Lipasen und Proteasen aktiviert. Bei den Kalziumantagonisten und Glutamatantagonisten zeichnet sich wahrscheinlich eine Behandlungsmethode ab, um diesen Circulus virtiosus zu durchbrechen. Entsprechende Medikamente, die sich im Handel befinden, sind z.B. Nimodipin und Memantine.

8.4.1.4 Zukünftige Strategien. Es gibt noch eine große Anzahl von wertvollen Hypothesen, die für zukünftige therapeutische Strategien von Interesse sind. Zu den wichtigsten gehören:

- trophische Faktoren (Neuropeptide),
- molekulargenetische Ansätze,
- inverse Benzodiazepinagonisten,
- Transplantationsideen.

Unter der Behandlung mit trophischen Faktoren versteht man therapeutische Ansätze mit dem Nervenwachstumsfaktor.

Molekulargenetische Ansätze gehen davon aus, durch Einpflanzen von zusätzlichen Genen Zellen zur Bildung von schützenden Substanzen anzuregen oder durch die Gabe von bestimmten Hemmstoffen schädliche Gene »abzuschalten«. Besonders im Auge hat man hier die Regulation des Amyloid-Precursor-Proteins, um auf diese Weise die Ablagerung vom Amyloid in den Plaques, den Neuronen und den Gefäßen zu verhindern.

Inverse Benzodiazpinagonisten (z.B. β-Carboline, ZK93426) blockieren GABA-Rezeptoren, die wiederum hemmend auf die Neurone im Nucleus basalis Meynert (NbM) einwirken. Entsprechende Pharmaka sollen dazu beitragen, daß verfügbare Neurone besser wirken.

Bei den Neuropeptiden handelt es sich um kleine Proteine aus 5–50 Aminosäuren. Sie verhalten sich ähnlich wie Neurotransmitter, mit denen sie auch zusammen in der Zelle vorkommen. Sie wirken modulierend und längerfristig auf Transmittervorgänge ein. In Erprobung sind derzeit Substanzen wie z.B. das Somatostatin und Galanin, aber auch Insulin.

Insulin gilt auch im Gehirn als Regulator der Glukoseaufnahme und -verwertung und bewirkt akute metabolische Effekte. Insulinwirkungen werden nun nicht nur für die inneren Organe und die Peripherie, sondern auch für das ZNS diskutiert, wobei das Insulin trophische Effekte, wie z. B. Dendridenwachstum und Aussprossen von Nervenfortsätzen, bewirken soll.

Björglund u. Gage pflanzten nach Destruktion von cholinergen Neuronen im Nucleus basalis Meynert bei Ratten intaktes embryonales Gewebe in den geschädigten Bereich ein und konnten danach das stark beeinträchtigte Lernverhalten bei den geschädigten Tieren wieder verbessern. Dies wird auf die vermehrte Ausschüttung von Acetylcholin zurückgeführt. Am ehesten scheinen dann Einpflanzungen von Nervenzellen erfolgreich zu sein, wenn das am stärksten betroffene Neurotransmittersystem »repariert« wird. Dies scheint bei Transplantationen von cholinergen Nervenzellen anstelle degenerierter cholinerger Neurone des Nucleus basalis Meynert bei der Alzheimer-Demenz der Fall zu sein. Da aber meist mehrere Transmittersysteme befallen sind, steht der Wirksamkeitsnachweis beim neuronalen »grafting« noch aus.

8.4.1.5 Derzeitiges Vorgehen. Zum Schluß des Abschnitts über die Therapie der Alzheimer-Demenz soll noch auf derzeit übliche Vorgehensweisen eingegangen werden.

Nach dem derzeitigen Wissensstand und aus rein praktischen Erwägungen ergibt sich bei der Therapie Demenz vom Alzheimer-Typ das Vorgehen der Tabelle 15, das nach Früherkennung mittels Testpsychologie und Bildgebung vorsieht, die Patienten mit einem wirksamen Nootropikum, evtl. in Verbindung mit einem Neuroprotektivum, z. B. einem membranstabilisierenden oder radikalfangenden Medikament zu behandeln. Sinnvollerweise wird man so vorgehen, daß man eine von den oben genannten wirksamen Substanzen kurmäßig über 3–4 Monate anwendet; respondiert der Patient dabei nicht, wird man einen Wechsel auf eine andere Wirksubstanz vornehmen und wie beschrieben verfahren.

Nach neuesten Resultaten wird man dieses pharmakologische Vorgehen mit einem verhaltenstherapeutischen Konzept kombinieren. Bei schwer dementen Patienten schließlich wird nur noch der sozialpsychiatrisch/verhaltenstherapeutische Ansatz, also die Rundumpflege, in Frage kommen. Dies verdeutlicht nochmals die Dringlichkeit, auch angesichts der wachsenden Anzahl an Alzheimer-Patienten, das Demenzproblem mehr in

Tabelle 15. Therapeutische Strategien bei der Alzheimer-Krankheit

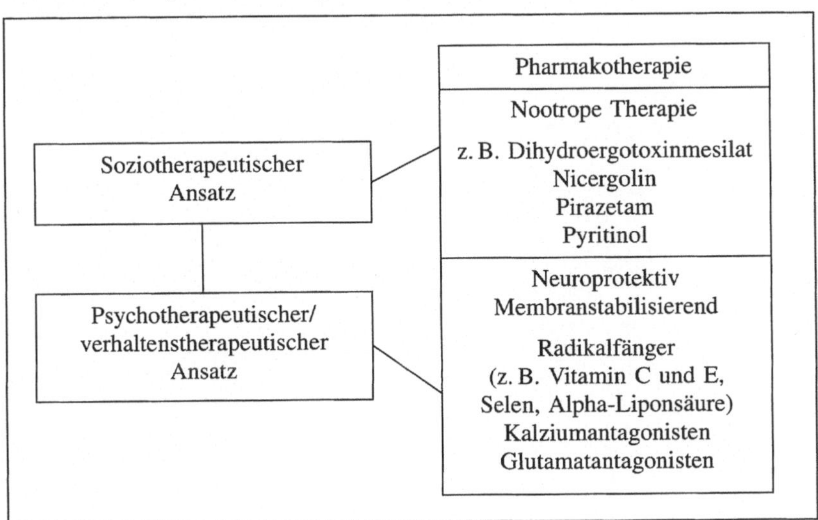

unsere Betrachtungen einzubringen. Unter diesem Aspekt müssen auch Nootropika und Medikamentenprüfungen von anderen Antidemenzpräparaten gegen Plazebo gesehen werden. Es wäre unethisch, wenn eine derzeit erwiesenermaßen wirksame Behandlung Patienten mit einem schweren, potentiell letalen Leiden vorenthalten bliebe.

8.4.1.6 Fragwürdige Methoden. Von Therapiemethoden mit »sensationellem« Erfolg ist wenig zu halten. Zu den wichtigsten zweifelhaften Verfahren und Therapievorschlägen gehören:

1. Psychostimulanzien wie z.B. Amphetamine (AN1). Diese Substanzen können zwar die Vigilanz steigern, beeinflussen aber nicht auf Dauer das kognitive Defizit.
2. Geriatrika wie Gero-H^3-Aslan oder K.H.3. Die darin enthaltene Substanz Procainhydrochlorid hat keine antidementielle Wirkung.
3. O_2-Überdrucktherapie, bei der sich bis jetzt kein Hinweis auf Wirksamkeit ergab.

9 Rechtliche Probleme

9.1 Pflegschaft und Betreuung (seit 1. 1. 1992)

Alte Menschen mit einer Demenz erreichen früher oder später den Zustand einer partiellen oder völligen Geschäftsunfähigkeit. Nach den gesetzlichen Bestimmungen (BGB § 104) ist dabei geschäftsunfähig, »wer sich in einem die freie Willensbestimmung ausschließenden Zustand befindet, sofern nicht der Zustand der Natur nach ein vorübergehender ist«. Bis zum 1. 1. 1992 wurden bei Dementen rechtliche Probleme über eine Pflegschaft (auch Gebrechlichkeitspflegschaft genannt) geregelt (§ 1910). In genau umrissenen Lebensbereichen übernahm dabei meist ein Angehöriger die Entscheidungen für den Kranken. Im Zuge der Weiterentwicklung und Humanisierung der Rechtsprechung für Personen mit einer psychischen Krankheit oder einer körperlichen, geistigen oder seelischen Behinderung wurde am 1. 1. 1992 das neue »Gesetz zur Reform des Rechts der Vormundschaft und Pflegschaft für Volljährige (Betreuungsgesetz-BtG) eingeführt.

Um das neue Betreuungsgesetz besser zu verstehen, soll zunächst auf Regelungen eingegangen werden, wie sie bis Ende 1991 bestanden haben. Zur Personensorge Volljähriger waren dabei Vorgehensweisen wie »Vormundschaft« (§ 6 BGB) und »Pflegschaft« (§ 1910 BGB) vorgesehen. Im westlichen Bundesgebiet standen z. B. 1988 ca. 70 000 Menschen unter Vormundschaft und 160 000 unter Pflegschaft (von Oefele 1992). Die Zahlen belegen, daß im Lauf der Zeit die Pflegschaft der Entmündigung vorgezogen wurde. Dies war teils verfahrenstechnisch begründet, da das Entmündigungsverfahren in der Zivilprozeßordnung (ZBO) geregelt wurde und somit für den Entmündigenden einen Zivilprozeß darstellte, während das Pflegschaftsverfahren den Regelungen des Gesetzes über die Angelegenheiten der freiwilligen Gerichtsbarkeit (FGG) folgte und somit einfacher zu führen war. Die Stellung einer Pflegschaft wurde außerdem als weniger diskriminierend empfunden als eine Entmündigung.

Die Pflegschaft war als Unterstützungsmaßnahme für gebrechliche Personen vorgesehen und sollte möglichst mit deren Einwilligung eingerichtet werden, wobei auch die Möglichkeit offen gehalten wurde, eine Pflegschaft auch ohne Zustimmung zu erwirken, wenn eine sinnvolle Verständigung mit dem Kranken nicht mehr möglich war. Auf Antrag des

Betroffenen oder der Angehörigen oder von Amts wegen konnte vom Vormundschaftgericht ein Pfleger für die Besorgung von Vermögens- und Behördenangelegenheiten sowie die Aufenthaltsbestimmung bestellt werden. Beantragten Angehörige eine Pflegschaft, mußte ein amtsärztliches Attest eingeholt werden mit der Bestätigung, daß eine sinnvolle Verständigung mit dem Betroffenen nicht mehr möglich war. Die Auswahl des Pflegers wurde vom Amtsgericht in eigener Verantwortung vorgenommen, wobei meistens Angehörige oder enge Bezugspersonen als Pfleger bestellt wurden.

Als Kritik des Pflegschaftsverfahrens wurde vorgetragen, daß eine Pflegschaft einen zu starren Eingriff in die persönliche Autonomie darstelle und Restfähigkeiten zuwenig berücksichtige. Gegenüber dem Pfleger habe der Betroffene zu wenig Einwirkungsmöglichkeiten, und der Pflegling sei weitgehend vom Rechtsleben ausgeschlossen. Bei im Vordergrund stehender Verwaltung der Vermögensangelegenheiten wurde die Personensorge als unzureichend angesehen. Als besonders gravierender Nachteil der Pflegschaft wurde das Fehlen einer regelmäßigen Überprüfung angesehen; die Nomenklatur wurde als diskriminierend empfunden.

In Anbetracht der zahlenmäßig lawinenartigen Zunahme älterer und kranker Menschen entstand der Wunsch nach einer Rechtsreform, wobei am 1. 1. 1992 die bisherigen Rechtgegebenheiten der Vormundschaft und Pflegschaft zugunsten der Betreuung aufgehoben wurden. Wegen der prospektiven Bedeutung des Betreuungsrechts wurden Auszüge des Betreuungsrechts in dieses Buch aufgenommen und befinden sich im Anhang (Betreuungsgesetz – BtG, §§ 1896–1907; Anhang, Exemplar 8). Danach bestellt bei einem Betroffenen, der seine Angelegenheiten ganz oder teilweise nicht mehr besorgen kann, das Gericht auf seinen Antrag oder von Amts wegen einen Betreuer, wobei es zunächst auf die Einwilligung des Betroffenen nicht ankommt. Die Geschäftsfähigkeit wird, auch wenn eine Betreuung ohne Zustimmung des Kranken erfolgte, nicht tangiert. Ist eine Betreuung angeordnet, so bestellt das Vormundschaftsgericht einen Betreuer. Der Betreuer muß eine natürliche Person sein, kann jedoch auch Angehöriger einer Behörde oder eines sog. Betreuungsvereins sein. Der Betreuer ist dann für Aufgabenkreise zuständig, die wesentlich detaillierter definiert sind als bisherige Wirkungskreise einer Pflegschaft. Die wichtigsten Aufgabenkreise sind beispielhaft:

- Entscheidung über ärztliche Untersuchungen und Operationen,
- Fürsorge für eine Heilbehandlung,
- Entscheidung über freiheitsentziehende Maßnahmen und deren Kontrolle,
- Bestimmung des Aufenthalts,
- Abschluß eines Heim- bzw. Anstaltsvertrages und Kontrolle der Einhaltung,
- Organisation von Begleitpersonen für Spazierfahrten,
- Organisaton ambulanter Hilfen zur häuslichen Betreuung,
- Regelung von Miet-, Pacht- und Wohnungsangelegenheiten,
- Klärung der Vermögensverhältnisse,
- Einteilung, Verwendung und Verwaltung der Einkünfte,
- Verwaltung des gesamten Vermögens,
- Schuldentilgung,
- Betreibung von Forderungen,
- Beantragung von Leistungen und Vertretung gegenüber Versicherungen, Banken und Behörden,
- Führen des Schriftverkehrs,
- Fernmelde- und Postverkehr,
- Geltendmachen von Rechten gegenüber einem Bevollmächtigten.

Die beiden letztgenannten Aufgabenkreise sind als einzige auch im Gesetzestext definiert (§ 1897 III und IV BGB). Möglich ist aber durchaus auch eine Betreuung mit dem Aufgabenkreis »alle Angelegenheiten«.

Soll eine erhebliche Gefahr für die Betroffenen oder deren Vermögen abgewendet werden, kann durch die Anordnung eines Einwilligungsvorbehalts (§ 1903 BGB) die persönliche Autonomie eingeschränkt werden.

Insgesamt gesehen gewährt das neue Betreuungsgesetz den Betroffenen mehr persönliche Autonomie, da sie weiterhin Willenserklärungen abgeben können, die der Betreuer nicht ignorieren darf. Da der sog. »Taschengeldparagraph« (§ 110 BGB) weiterhin gilt, bleibt dem Betreuten auch bei Bestehung eines Einwilligungsvorbehalts ein begrenzter eigener Handlungsspielraum erhalten. Liegt Geschäftsunfähigkeit vor, sind weiterhin die Willenserklärungen oder bei partieller Geschäftsunfähigkeit Willenserklärungen in bestimmten Bereichen unwirksam. In diesen Fällen kommt ein Einwilligungsvorbehalt nicht in Betracht, da Willenserklärungen ohnehin nichtig sind.

Weitere Einzelheiten zum Verfahren in Betreuungsangelegenheiten folgen den Richtlinien des neuen Betreuungsgesetzes (BtG) und können, was den Gesetzestext anbelangt, dem Anhang (Exemplar 9) entnommen werden.

9.2 Finanzielle Hilfen

Die Autoren waren sich dessen bewußt, daß Angaben über finanzielle Erleichterungen einem ständigem Wandel unterliegen; außerdem sind besonders seit der Wiedervereinigung Deutschlands Unterschiede in den einzelnen Bundesländern zu berücksichtigen. Trotzdem sollen die derzeit bekannten finanziellen Hilfen genannt werden, da bei ursächlich nicht behandelbaren Krankheiten v. a. soziale und finanzielle Hilfen willkommen sind.

Demenzkranke haben Anspruch auf finanzielle Erleichterungen, die von unterschiedlichen Trägern geleistet werden. Nach dem Versorgungsrecht sind Alzheimer-Kranke mit Ausnahme von sehr leichten Störungen zu Beginn der Erkrankung als Schwerbehinderte anzusehen. Demzufolge haben sie Anspruch auf Anerkennung als Schwerbehinderte mit einem Behinderungsgrad von 100%, und es steht ihnen ein Schwerbehindertenausweis zu. Zu beachten ist dabei, daß der Ausweis mit dem Merkzeichen »H« (= hilflos) versehen wird. Der Schwerbehindertenausweis kann bei den Versorgungsämtern beantragt werden. Vorteile des Schwerbehindertenstatus sind z. B. Steuervergünstigungen; außerdem stehen den Alzheimer-Kranken entweder Vergünstigungen oder unentgeltliches Befördern im öffentlichen Nahverkehr zu. Hauptgrund dafür sind Orientierungsstörungen, die dazu führen, daß Wegstrecken im Ortsverkehr nicht mehr zu Fuß zurückgelegt werden können.

Weitere finanzielle Hilfen stehen jedem schwer Pflegebedürftigen seit dem 1. 1. 1991 in Form von je 25 Pflegestunden im Monat bis zu einem Höchstbetrag von DM 750,– zu. Anstelle dieser häuslichen Pflegehilfe kann auch ein Pauschalbetrag von monatlich DM 400,– beantragt werden, insbesondere dann, wenn sich mehrere Personen in der Pflege ablösen und eine Sozialstation nicht in Anspruch genommen wird. Entsprechende Anträge können an die Krankenkassen gerichtet werden.

Wird für den Urlaub der Pflegeperson eine sog. »Urlaubspflege« (Aufwendungen bis zu DM 1800, – jährlich) beantragt, so wird die häusliche Pflegehilfe im Urlaubsmonat nicht zusätzlich gewährt, sondern mit der »Urlaubspflege« verrechnet. Eine Voraussetzung zur Gewährung einer Urlaubspflege besteht allerdings darin, daß die Pflegeperson den schwer Pflegebedürftigen zuvor mindestens 12 Monate gepflegt haben muß. Bei einer häuslichen Pflegehilfe fällt diese Voraussetzung selbstverständlich weg.

Neben diesen Leistungen gibt es im Rahmen der Gesundheitsreform noch die

- »häusliche Krankenpflege« (z.B. nach einem Krankenhausaufenthalt) für einen relativ kurzen Zeitraum von etwa 4 Wochen – bezahlt wird diese Leistung von den Krankenkassen –
  und die
- »Hilfe zur Pflege« als Leistung des Sozialamts im Rahmen des Bundessozialhilfegesetzes. Hiermit können Grundpflege (Hilfe bei Körperhygiene) und Hilfe im Haushalt bezahlt werden, wobei bei der Antragstellung das Einkommen, die Höhe des Sparguthabens sowie höhere Sachwerte (z.B. Haus-/Wohnungseigentum und Wertpapiere etc.) angegeben und bis zu einer gewissen Höhe auch eingesetzt werden müssen.

Anträge hierzu können beim zuständigen Bezirksamt, Abteilung Sozialwesen (Sozialamt), gestellt werden.

Anspruch auf Pflegegeld hat der Alzheimer-Kranke, d. h. er selbst ist der Antragsteller, und er selbst bekommt das Geld (und nicht die Angehörigen). Bei der Antragstellung kann ihm natürlich von Angehörigen oder Sozialarbeitern geholfen werden, und er kann das Geld bis zu einem bestimmten Festbetrag auch für die Sicherung der Pflege einsetzen.

Bei Beschäftigung einer Haushaltshilfe mit sozialversicherungspflichtigem Arbeitsverhältnis können bis zu DM 12 000,– pro Jahr als Sonderausgaben steuerlich begünstigt abgerechnet werden.

Laut Krämer (1989) können Alzheimer-Kranke auch von der Rundfunk- und Fernsehgebührenpflicht befreit werden, wenn eine Minderung der Erwerbsfähigkeit (MDE) von mindestens 80% besteht (schwere psychische Störung) und sie wegen ihrer Krankheit »an öffentlichen Veranstaltungen ständig nicht teilnehmen können«.

9.3 Fahrtauglichkeit

Die brisante Frage der Fahrtauglichkeit wurde in einem Gutachten »Krankheit und Kraftverkehr« (1985) eindeutig verneint. Der entsprechende Gesetzestext soll zitiert werden: »Wer unter einer senilen oder präsenilen Hirnkrankheit oder unter einer schweren altersbedingten Persönlichkeitsveränderung leidet, ist zum Führen von Kraftfahrzeugen aller Klassen ungeeignet:« als Begründung heißt es: »Der motorisierte Straßenverkehr stellt an die menschliche Leistungs- und Belastungsfähigkeit besonders hohe Anforderungen. Es sind deshalb durch die nachlassende psychophysische Leistungsfähigkeit des Menschen im höheren Lebensalter zunehmend Anpassungsschwierigkeiten zu erwarten. Die Ursachen hierfür sind im allgemeinen Leistungsrückgang zu sehen; er hat stets eine organische Grundlage, und er ist in schwerer Ausprägung krankhaft (z. B. Arteriosklerose, athrophisierende Hirnprozesse).«

10 Hilfestellungen für Angehörige und Pflegende

Aufgrund der Änderungen der Altersstruktur mit einem Mehrauftreten von 80- und z.T. 90jährigen kommen immer mehr ebenfalls betagte Angehörige in die Situation, die Pflege ihrer demenzkranken Eltern zu übernehmen. Oft ist es schon so, daß bei Erreichen der Berentung oder Pensionierung im Alter von ca. 65 Jahren für viele »Kinder« eine dritte Arbeitsperiode beginnt mit der Betreuung der Eltern oft über Zeiträume von mehreren Jahren und Jahrzehnten hinweg.

Der Tatsache, daß die Familienstrukturen noch einigermaßen intakt sind, ist es zu verdanken, daß ca. 80% der Kranken noch zu Hause gepflegt werden können. Da sich aber innerhalb der letzten 20 Jahre die Wohnverhältnisse älterer Menschen drastisch verändert haben (Tabelle 16) ist es abzusehen, daß um die Jahrtausendwende herum immer mehr Kranke von sozialen Institutionen gepflegt werden müssen. Um so wichtiger ist es, im folgenden Hilfestellung für Angehörige und Pflegende zu vermitteln, wobei 3 Bereiche besprochen werden sollen:

- das beratende Gespräch
- die Empfehlung geeigneter Institutionen zur Behandlung *und*
- zur Betreuung und
- die Beratung über Selbsthilfegruppen

10.1 Das beratende Gespräch

Das beratende Gespräch richtet sich an die Betroffenen und ihre Betreuer. Die grundlegenden Fragen der Gesprächsführung sollen nicht nochmals

Tabelle 16. Wohnverhältnisse alter Menschen (>65 Jahre)

Sozialer Bereich	1970 [%]	1987 [%]
Einzelpersonenhaushalt	25,1	33,4
Zweipersonenhaushalt	27,1	28,4
5 und mehr Personen im Haushalt	12,9	6,7

berührt werden und wurden bereits in Abschn. 4.1 besprochen. Voraussetzungen für ein zielgerichtetes Gespräch sind bei Verdacht auf eine DAT die Feststellung des Schweregrades der Erkrankung und der auf die Betreuer zukommenden Belastung. Neben neuropsychologischen Untersuchungsverfahren (Abschn. 4.2) sind dabei zur Belastungsfeststellung von Betreuern Selbstbeurteilungsskalen in der Fachliteratur verfügbar (Grützner 1992; deutsche Fassung Ihl u. Frölich 1991). Die Streßliste im Anhang kann dem Pflegepersonal und Angehörigen helfen, mit der Pflege besser fertig zu werden (Anhang, Exemplar 10).

Grundsätzlich sollte bei der Beratung von Betroffenen und Betreuern versucht werden, eine häusliche Pflege so lange wie möglich aufrecht zu erhalten, wobei nochmals auf die gesetzlichen Unterstützungsmöglichkeiten des vorangegangenen Abschnitts 9 hingewiesen wird. Eine Liste für die Pflege zu Hause findet sich ebenfalls im Anhang (Exemplar 10). Dieses Formular kann von Familienmitgliedern benützt werden, um festzustellen, wieviel menschliche und technische Hilfe für den Alltag notwendig ist.

10.2 Empfehlung geeigneter Institutionen zur Behandlung

Vor allem bei häuslicher Pflege ist die zusätzliche Kenntnis von ambulanten Pflegeeinrichtungen nützlich. Neben den seit Jahren bestehenden und oft überlasteten Sozialstationen entsteht z. Z. ein Netz von Tagespflegeeinrichtungen und Tageskliniken. Diese Einrichtungen sind im Gegensatz zu Altersheimen und Pflegeheimen in der Bevölkerung noch weitgehend unbekannt. Wegen derzeit häufiger Neueinrichtungen solcher Institutionen ergeben sich oft direkte Aufnahmemöglichkeiten ohne lange Wartezeiten.

Tagespflegeeinrichtungen und Tageskliniken (Anhang, Exemplar 12) betreuen Pflegebedürftige – wie der Name sagt – während des Tages. Im Unterschied zu einer Tagesklinik, die tägliche Anwesenheit voraussetzt, können Tagespflegen stets auch ohne festen Tagesrhythmus aufgesucht werden. Die Institutionen erleichtern den Angehörigen und Betreuern die Pflege und ermöglichen es ihnen, gelegentlich auch ihren eigenen Interessen nachzugehen. Oft läßt sich eine frühzeitige Heimzuweisung der Kranken damit hinauszögern. Der geregelte Tagesablauf gibt den Betroffenen Vertrautheit und das Gefühl, daß auch andere Bezugspersonen als Angehörige genügend Zeit für sie aufbringen.

Während die häusliche Pflege so lange wie möglich aufrecht erhalten werden sollte, gibt es Situationen, in denen eine Unterbringung in einem Pflegeheim vorzuziehen ist. Wird z. B. die Rund-um-die-Uhr-Pflege von einem oder wenigen Angehörigen bewerkstelligt, sollte an eine Heimeinweisung gedacht werden. Es empfiehlt sich hierbei, rechtzeitig zu planen, da viele Heime lange Wartelisten aufweisen. Daneben sollten die Heime auf ihre Tauglichkeit für die Betroffenen geprüft werden. Es gibt nur wenige Institutionen, die speziell für Alzheimer-Kranke eingerichtet sind, und oft gibt es für Patienten mit dieser Erkrankung zuwenig Personal. Kriterien für die Auswahl eines Heims sind ebenfalls in Form eines Arbeitsblattes publiziert und im Anhang (Exemplar 10) zusammengefaßt; sie erleichtern das Einschätzen der Eignung eines Heims für Angehörige und Betreuer (Grützner 1992).

10.3 Betreuung über Selbsthilfegruppen

Betreuung und Pflege sind neben organisatorischen Problemen meist mit erheblichen psychischen Belastungen behaftet. Die Demenz vom Alzheimer-Typ (neben ihr auch alle anderen Demenzen) erfordert eine besondere Form der Betreuung. Das Konzept der Selbsthilfegruppen, in denen normalerweise die Betroffenen sich treffen, wird hier auf die Angehörigen übertragen, da die Kranken meist nicht mehr dazu in der Lage sind, sich untereinander auszutauschen. Der Erfahrungsaustausch in Selbsthilfegruppen wird dabei von Angehörigen und Betreuern meist als erleichternd und entlastend empfunden. Viele regionale Besonderheiten bei der Betreuung der Erkrankten lassen sich bei diesen Treffen in Erfahrung bringen.

Die Selbsthilfegruppen sind in oft regionalen Alzheimer-Gesellschaften organisiert. Die derzeit bekannten Alzheimer Gesellschaften und viele Selbsthilfegruppen in Verbindung mit einer Liste von Tagespflegeeinrichtungen sind der Adressenliste im Anhang (Exemplar 12) zu entnehmen.

Anhang

ALLGEMEINE ZEITSCHRIFT

FÜR

PSYCHIATRIE

UND

PSYCHISCH-GERICHTLICHE MEDIZIN

HERAUSGEGEBEN VON

DEUTSCHLANDS IRRENÄRZTEN

UNTER DER MITREDAKTION VON

BONHOEFFER (BRESLAU) CRAMER (GÖTTINGEN) v. GRASHEY (MÜNCHEN) KREUSER (WINNENTAL) PELMAN (BONN) SCHÜLE (ILLENAU)

DURCH

HANS LAEHR

SCHWEIZERHOF

VIERUNDSECHZIGSTER BAND

NEBST EINEM BERICHT

ÜBER DIE PSYCHIATRISCHE LITERATUR IM JAHRE 1906

REDIGIERT VON

E. SCHULTZE und O. SNELL

GREIFSWALD LÜNEBURG

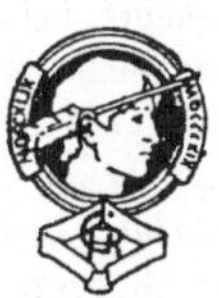

BERLIN

DRUCK UND VERLAG VON GEORG REIMER

1907

Exemplar 1. Originalabdruck des Vortrags »Über eine eigenartige Erkrankung der Hirnrinde«, den A. Alzheimer am 3. November 1906 in Tübingen hielt

Verhandlungen psychiatrischer Vereine.

37. Versammlung Südwestdeutscher Irrenärzte in Tübingen am 3. und 4. November 1906.

Geschäftsführer: *Kreuser*-Winnental, *Wollenberg*-Straßburg.

Schriftführer: *Buder*-Winnental. *Finckh*-Tübingen.

Präsenzliste: (88 Teilnehmer und Gäste) *Alzheimer*-München. *Aumüller*-Hördt. *Bezzola*-Schloß Hardt. *Brauchli*-Münsterlingen. *Bumke*-Freiburg. *Buder*-Winnental. *Busch*-München. *Basler*-Tübingen. *Binswanger*-Konstanz. *Barbo*-Pforzheim. *Böss*-Illenau, *Becker*-Baden-Baden. *Baisch*-Tübingen. *Camerer*-Stuttgart. *Curschmann*-Tübingen. *Dreyfus*-Heidelberg. *Daiber*-Weinsberg. *Dietz*-Goddelau-Philippshospital. *Dannenberger*-Ahrweiler. *Damköhler*-Klingenmünster. *Döderlein*-Tübingen. *Ewald*-Frankfurt a. M.. *Eisenbach*-Winnental. *Finckh*-Tübingen. *Frank*-Zürich. *Feldmann*-Stuttgart. *Fleischer*-Tübingen, *Frank*-Tübingen, *v. Grützner*-Tübingen. *Gaupp*-Tübingen. *Glatzel*-Göppingen. *Geelrink*-Frankfurt a. M.. *Groß*-Tübingen, *Hoche*-Freiburg. *Hackländer*-Giessen, *Heiligenthal*-Baden-Baden. *Hegar*-Wiesloch. *Habermaas*-Stetten i. Remsthal. *Herbert*-Tübingen, *Hoppe*-Pfullingen. *Jung*-Burghölzli-Zürich. *Isserlin*-Heidelberg, *Kreuser*-Winnental. *Krimmel*-Zwiefalten, *Klüpfel*-Urach, *Köstlin*-Stuttgart. *Kleiwe*-Emmendingen. *Krauß*-Kennenburg, *Kurz*-Pfullingen. *Laquer*-Frankfurt a. M.. *Landerer*-Freiburg. *Levi*-Stuttgart. *Merzbacher*-Tübingen. *Nadler*-Emmendingen. *Neumann*-Karlsruhe. *Nitsche*-München, *Nissl*-Heidelberg. *Pfersdorff*-Straßburg i. E., *Ransohoff*-Stephansfeld, *Romberg*-Tübingen, *Römer*-Stuttgart. *Römer*-Hirsau, *Rosenfeld*-Straßburg i. E., *Reis*-Neckargemünd. *v. Rümelin*-Tübingen, *Staiger*-Hohenasperg, *Sayler*-Weinsberg, *Stengel*-Bruchsal. *Sick*-Tübingen, *Sauberschwarz*-Elisabethenberg bei Lorch. *Schultes*-Illenau, *Schott*-Weinsberg. *Stade*-Hub, *Schneider*-Goddelau-Philippshospital, *Schnorr v. Carolsfeld*-Obersendling-München. *Stein*-Budapest. *Schleich*-Tübingen, *Thomsen*-Bonn. *Urstein*-Heidelberg, *Wollenberg*-Straßburg i. E.. *Wiehl*-Schussenried, *Max Weil*-Stuttgart, *Weinland*-Weißenau. *Wiedenmann*-Rottenmünster. *Weiler*-München. *Wolff*-Katzenelnbogen. *Wilmanns*-Heidelberg, *Zahn*-Stuttgart.

1. Sitzung am 3. November 1906, $2^{3}/_{4}$ bis 6 Uhr. Vorsitzender *Hoche*-Freiburg. · Begrüßung der Versammlung durch den Einführenden *Wollenberg*-

Straßburg. Redner gedenkt in warmen und anerkennenden Worten des verstorbenen Psychiaters Prof. Dr. *Karl Fürstner* und gibt einen Überblick über das Leben und die wissenschaftlichen Verdienste und Arbeiten des Verstorbenen. Die Versammelten erheben sich zum ehrenden Andenken *Fürstners* von ihren Sitzen. *Kreuser*-Winnental berichtet über die an Geh. Rat *Ludwig*-Heppenheim zur Feier seines 80. Geburtstages eingereichte Glückwunschadresse und die Danksagung des Jubilars.

Vorträge.

1. *Bürker*-Tübingen: Zur Thermodynamik des Muskels.

Die dynamischen und elektrischen Verhältnisse der Muskelmaschine sind Gegenstand vielfältiger Untersuchungen gewesen. Zur genaueren Analyse der Wirkungsweise einer Maschine genügt aber nicht die Kenntnis ihres dynamischen Effektes, noch weniger die des nebenher auftretenden elektrischen, es muß hierzu vielmehr ermittelt werden: wieviel Brennmaterial wendet die Muskelmaschine auf und wieviel nutzbringende Arbeit leistet sie dabei? mit andern Worten: es muß bekannt sein der thermische Wirkungsgrad, die indizierte und die effektive Leistung.

Solche Untersuchungen ermöglicht wenigstens an Kaltblütermuskeln die thermodynamische Methodik. Mit ihrer Hülfe wurde ermittelt, daß die Muskelmaschine unter den verschiedenen äußeren und inneren Einflüssen, wie sie die verschiedene Jahreszeit mit sich bringt, über gesetzmäßig verschiedene Mengen von Brennmaterial verfügt und dieses auch in den einzelnen Jahreszeiten in verschiedener Weise verwertet, daß die weiblichen Froschmuskeln in der Laichzeit reich an Brennmaterial und daher sehr leistungsfähig sind, daß Krötenmuskeln unter sonst gleichen Bedingungen zur Ermöglichung einer maximalen Zuckung nur halb so viel Energie aufwenden und Arbeit leisten als Froschmuskeln, daß das Adduktorenpräparat mit halb so viel Brennmaterial doppelt soviel Arbeit zu leisten vermag als das Gastrocnemiuspräparat, was außerordentlich auffallend erscheint, daß es eine Heizung des Muskels auf Nervenreiz hin, ohne daß es zu einer Kontraktion kommt, nicht gibt, daß es bezüglich des Energieaufwandes gleichgültig ist, ob direkt oder indirekt gereizt wird, falls nur die Arbeitsleistung gleich groß ausfällt, daß bei einer Muskelzuckung der Zug des angehängten Gewichtes nicht nur im Stadium der steigenden Energie, sondern auch in dem der sinkenden Energie exothermische Prozesse, wenn auch in geringerem Maße, auslöst.

(Eigenbericht).

Keine Diskussion.

2. *Alzheimer*-München: Über eine eigenartige Erkrankung der Hirnrinde.

A. berichtet über einen Krankheitsfall, der in der Irrenanstalt in Frankfurt a. M. beobachtet und dessen Centralnervensystem ihm von Herrn Direktor Sioli zur Untersuchung überlassen wurde.

Er bot schon klinisch ein so abweichendes Bild, daß er sich unter keiner der bekannten Krankheiten einreihen ließ, anatomisch ergab er einen von allen bisher bekannten Krankheitsprozessen abweichenden Befund.

Eine Frau von 51 Jahren zeigte als erste auffällige Krankheitserscheinung Eifersuchtsideen gegen den Mann. Bald machte sich eine rasch zunehmende Gedächtnisschwäche bemerkbar, sie fand sich in ihrer Wohnung nicht mehr zurecht, schleppte die Gegenstände hin und her, versteckte sie, zuweilen glaubte sie, man wolle sie umbringen und begann laut zu schreien.

In der Anstalt trug ihr ganzes Gebaren den Stempel völliger Ratlosigkeit. Sie ist zeitlich und örtlich gänzlich desorientiert. Gelegentlich macht sie Äußerungen, daß sie alles nicht verstehe, sich nicht auskenne. Den Arzt begrüßt sie bald wie einen Besuch und entschuldigt sich, daß sie mit ihrer Arbeit nicht fertig sei, bald schreit sie laut, er wolle sie schneiden, oder sie weist ihn voller Entrüstung mit Redensarten weg, welche andeuten, daß sie von ihm etwas gegen ihre Frauenehre befürchtet. Zeitweilig ist sie völlig delirant, schleppt ihre Bettstücke umher, ruft ihren Mann und ihre Tochter und scheint Gehörshalluzinationen zu haben. Oft schreit sie viele Stunden lang mit gräßlicher Stimme.

Bei der Unfähigkeit, eine Situation zu begreifen, gerät sie jedesmal in lautes Schreien, sobald man eine Untersuchung an ihr vornehmen will. Nur durch immer wiederholtes Bemühen gelang es schließlich, einiges festzustellen.

Ihre Merkfähigkeit ist aufs schwerste gestört. Zeigt man ihr Gegenstände, so benennt sie dieselben meist richtig, gleich darauf aber hat sie alles wieder vergessen. Beim Lesen kommt sie von einer Zeile in die andere, liest buchstabierend oder mit sinnloser Betonung; beim Schreiben wiederholt sie einzelne Silben vielmals, läßt andere aus und versandet überhaupt sehr rasch. Beim Sprechen gebraucht sie häufig Verlegenheitsphrasen, einzelne paraphasische Ausdrücke (Milchgießer statt Tasse), manchmal beobachtet man ein Klebenbleiben. Manche Fragen faßt sie offenbar nicht auf. Den Gebrauch einzelner Gegenstände scheint sie nicht mehr zu wissen. Der Gang ist ungestört, sie gebraucht ihre Hände gleich gut. Die Patellarreflexe sind vorhanden. Die Pupillen reagieren. Etwas rigide Radialarterien, keine Vergrößerung der Herzdämpfung, kein Eiweiß.

Im weiteren Verlaufe treten die als Herdsymptome zu deutenden Erscheinungen bald stärker, bald schwächer hervor. Immer sind sie nur leicht. Dagegen macht die allgemeine Verblödung Fortschritte. Nach 4 1/2 jähriger Krankheitsdauer tritt der Tod ein. Die Kranke war schließlich völlig stumpf, mit angezogenen Beinen zu Bett gelegen, hatte unter sich gehen lassen und trotz aller Pflege Decubitus bekommen.

Die Sektion ergab ein gleichmäßig atrophisches Gehirn ohne makroskopische Herde. Die größeren Hirngefäße sind arteriosklerotisch verändert.

An Präparaten, die mit der Bielschowskyschen Silbermethode angefertigt sind, zeigen sich sehr merkwürdige Veränderungen der Neurofibrillen. Im Innern einer im übrigen noch normal erscheinenden Zelle treten zunächst

10*

eine oder einige Fibrillen durch ihre besondere Dicke und besondere Imprägnierbarkeit stark hervor. Im weiteren Verlauf zeigen sich dann viele nebeneinander verlaufende Fibrillen in der gleichen Weise verändert. Dann legen sie sich zu dichten Bündeln zusammen und treten allmählich an die Oberfläche der Zelle. Schließlich zerfällt der Kern und die Zelle, und nur ein aufgeknäueltes Bündel von Fibrillen zeigt den Ort, an dem früher eine Ganglienzelle gelegen hat.

Da sich diese Fibrillen mit anderen Farbstoffen färben lassen als normale Neurofibrillen muß eine chemische Umwandlung der Fibrillensubstanz stattgefunden haben. Diese dürfte wohl die Ursache sein, daß die Fibrillen den Untergang der Zelle überdauern. Die Umwandlung der Fibrillen scheint Hand in Hand zu gehen mit der Einlagerung eines noch nicht näher erforschten pathologischen Stoffwechselproduktes in die Ganglienzelle. Etwa 1/4 bis 1/3 aller Ganglienzellen der Hirnrinde zeigt solche Veränderungen. Zahlreiche Ganglienzellen, besonders in den oberen Zellschichten, sind ganz verschwunden.

Über die ganze Rinde zerstreut, besonders zahlreich in den oberen Schichten, findet man miliare Herdchen, welche durch Einlagerung eines eigenartigen Stoffes in die Hirnrinde bedingt sind. Er läßt sich schon ohne Färbung erkennen, ist aber Färbungen gegenüber sehr refractär.

Die Glia hat reichlich Fasern gebildet, daneben zeigen viele Gliazellen große Fettsäcke.

Eine Infiltration der Gefäße fehlt völlig. Dagegen sieht man an den Endothelien Wucherungserscheinungen, stellenweise auch eine Gefäßneubildung.

Alles in allem genommen haben wir hier offenbar einen eigenartigen Krankheitsprozeß vor uns. Solche eigenartigen Krankheitsprozesse haben sich in den letzten Jahren in größerer Anzahl feststellen lassen. Diese Beobachtung wird uns nahe legen müssen, daß wir uns nicht damit zufrieden geben sollen, irgend einen klinisch unklaren Krankheitsfall in eine der uns bekannten Krankheitsgruppen unter Aufwendung von allerlei Mühe unterzubringen. Es gibt ganz zweifellos viel mehr psychische Krankheiten, als sie unsere Lehrbücher aufführen. In manchen solchen Fällen wird dann eine spätere histologische Untersuchung die Besonderheit des Falles feststellen lassen. Dann werden wir aber auch allmählich dazu kommen, von den großen Krankheitsgruppen unserer Lehrbücher einzelne Krankeiten klinisch abzuscheiden und jene selbst klinisch schärfer zu umgrenzen.

(Eigenbericht.)

Keine Diskussion.

3. *Frank*-Zürich und *Bezzola*-Schloß Hard: Über die Analyse psychotraumatischer Symptome. — *Frank*-Zürich:

Ref. verweist auf seine und Dr. *Bezzolas* Ausführungen in der gleichen Versammlung vor vier Jahren in Stuttgart. Ihre heutigen Berichte über weitere Erfahrungen auf dem Gebiete der Psychoanalyse sind veranlaßt durch

Ischämie-Skala von Hachinski et al. (1975)

Multi-Infarkt-Demenz (MID) **versus** **Demenz**
Ischämie-Skala
von *Hachinski* et al. (1975)

Name: *Geb.:* *Geschl. (m/w):* *Datum:*

		Punkte	
1.	Plötzlicher Beginn der Erkrankung	2	☐
2.	Schrittweise Verschlechterung	1	☐
3.	Wechselhafter Verlauf der Symptomatik	2	☐
4.	Nächtliche Verwirrtheit	1	☐
5.	Persönlichkeit ist eher erhalten	1	☐
6.	Depression	1	☐
7.	Somatische Beschwerden	1	☐
8.	Emotionale Inkontinenz	1	☐
9.	Anamnestisch Hypertonie (Herzrhythmusstörungen)	1	☐
10.	Anamnestisch Schlaganfall/Schlaganfälle	2	☐
11.	Vorliegen einer extrazerebralen Arteriosklerose	1	☐
12.	Neurologische Herdsymptome	2	☐
13.	Neurologische Herdzeichen	2	☐
		Summe	☐

0–4 Punkte	***5–6 Punkte***	***7–18 Punkte***
Primär deg. Demenz (SDAT)	Mischformen, nicht eindeutig	Multi-Infarkt-Demenz

Exemplar 2. Ischämieskala nach Hachinski et al. (1975)

Mini-Mental-Status-Test **MMST**

Name ______________________ Alter ________ Jahre

Testdatum ______________________ Geschlecht männlich ☐ weiblich ☐

Schulbildung ______________________ Beruf ______________________

		Score
1. Orientierung		
	1. Jahr	1
	2. Jahreszeit	1
	3. Datum	1
	4. Wochentag	1
	5. Monat	1
	6. Bundesland/Kanton	1
	7. Land	1
	8. Stadt/Ortschaft	1
	9. Klinik/Spital/Praxis/Altersheim	1
	10. Stockwerk	1
	Σ	
2. Merkfähigkeit	11. »Auto«	1
	12. »Blume«	1
	13. »Kerze«	1
	Σ	
Anzahl der Versuche bis zur vollständigen Reproduktion der 3 Wörter: ☐		
3. Aufmerksamkeit und Rechenfähigkeit	14. »93«	1
	15. »86«	1
	16. »79«	1
	17. »72«	1
	18. »65«	1
	Σ	
	19. o – i – d – a – r (max. 5 Punkte)	☐
4. Erinnerungsfähigkeit	20. »Auto«	1
	21. »Blume«	1
	22. »Kerze«	1
	Σ	
5. Sprache	23. Armbanduhr benennen	1
	24. Bleistift benennen	1
	25. Nachsprechen des Satzes: »Sie leiht ihm kein Geld mehr«	1
	26. Kommandos befolgen:	
	– Blatt Papier in die rechte Hand,	1
	– in der Mitte falten,	1
	– auf den Boden legen	1
	27. Anweisung auf der Rückseite dieses Blattes vorlesen und befolgen	1
	28. Schreiben eines vollständigen Satzes (Rückseite)	1
	29. Nachzeichnen (s. Rückseite)	1
	Σ	
	Gesamtpunktwert:	☐

 Bestell-Nr. 94742

Exemplar 3. Mini-Mental-Status-Test nach Folstein et al. 1975

Bitte schließen Sie die Augen!

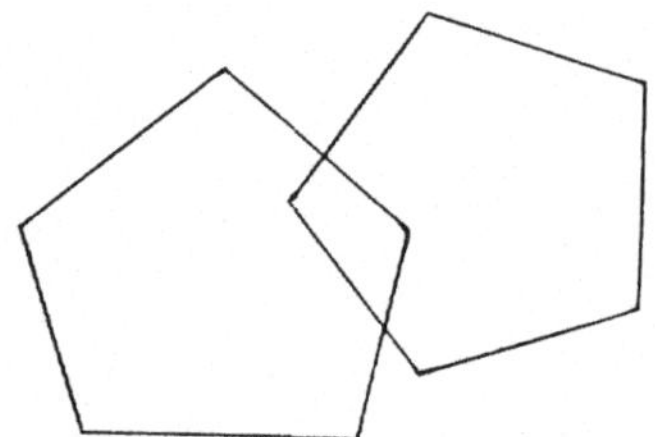

Vorlage für Subtest I und die Gedächtnistests der Form A des SKT

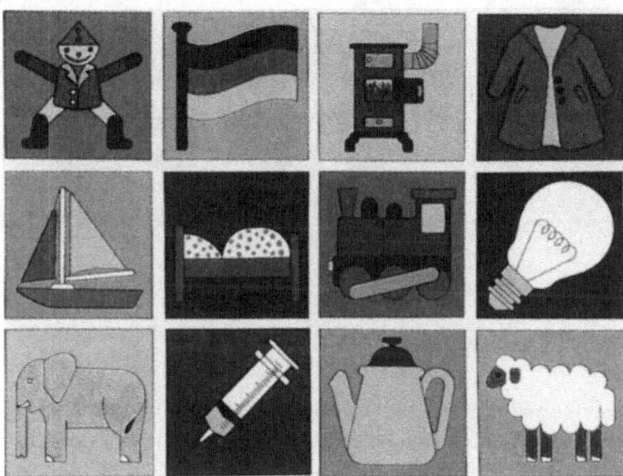

1. *Beschreibung der Testaufgaben des SKT-Form A*

Im Subtest I sollen 12 gezeichnete Gegenstände benannt werden. Der Patient wird instruiert, daß es hier auf Schnelligkeit des Benennens und auf Merkfähigkeit ankommt, denn unmittelbar danach, im Subtest II, soll er die genannten Gegenstände aus dem Gedächtnis reproduzieren. Dabei wird die Gesamtmenge nach 1 min protokolliert.
Anschließend folgt eine kurze Lernphase: Die Tafel wird dem Patienten noch einmal mit der Aufforderung vorgelegt, sich die Gegenstände gut einzuprägen, da später nochmals nach ihnen gefragt werde.
Anzumerken ist, daß dieser Subtest auf Wortfindungsstörungen anspricht. Sollten schon während der Testdurchführung oder im Vergleich mit den Ergebnissen der anderen Subtests große Leistungsdifferenzen auftreten, so kann das Testergebnis als nicht gültig angesehen werden.

Exemplar 4. SKT – Ein Kurztest zur Erfassung von Gedächtnis- und Aufmerksamkeitsstörungen mit Subtests I–IX (Beltz Test GmbH, Weinheim, 1989).

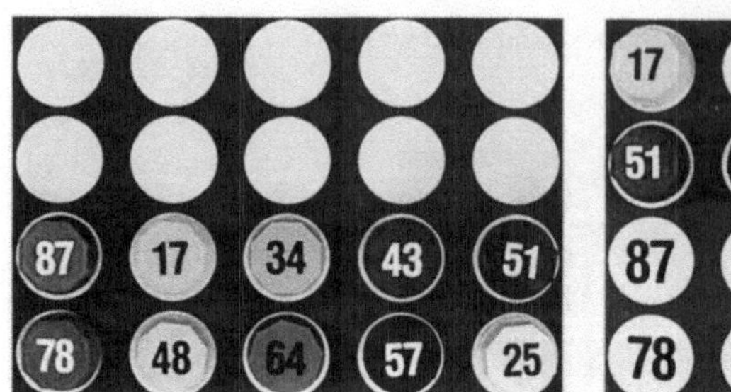

Vorlage für die Subtests
III und IV des SKT, Form A

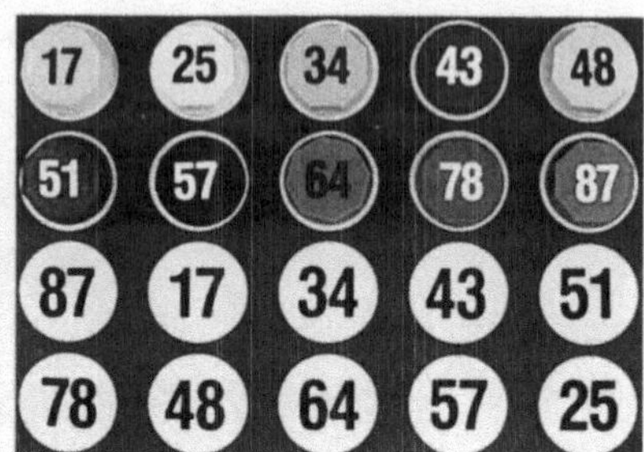

Vorlage für den Subtest V
des SKT, Form A

Die Subtests III, IV und V werden mit Hilfe einer Vorlagetafel durchgeführt: zuerst sollen die Zahlen, die auf den bunten Magnetklötzchen stehen, so schnell wie möglich laut gelesen werden. Anschließend sind sie vom Patienten der Größe nach zu ordnen, um dann so schnell wie möglich wieder auf ihre ursprünglichen Plätze zurückgestellt zu werden. Die Zeit wird registriert.

Setzt der Patient ein Klötzchen falsch, unterbricht der Versuchsleiter sofort und fordert ihn auf, die richtige Zahl zu suchen. Die Fehlersuche geht in die Zeit ein. Die Zahlen werden auf einer Magnetplatte vorgelegt, damit auch liegende Patienten diese Subtests bearbeiten können.

□ ★ ✻

✻ ✻ ★ □ ★ □ ✻ □ ✻ ★ ✻ □
★ ★ □ ✻ □ ★ ✻ ★ ✻ □ □ ★
□ ✻ ★ □ ★ ✻ □ ★ □ ✻ ★ ✻
★ □ ✻ ★ ✻ ★ ✻ □ ✻ ★ □ □
✻ ★ □ ✻ ★ □ ✻ □ ★ □ ★ ✻
□ ✻ ★ ✻ □ ★ □ ★ □ ✻ □ ★
★ □ □ ★ ★ □ ✻ □ ★ □ ✻ □
✻ ✻ □ ★ ✻ □ ★ ✻ □ ★ □ ✻
□ ★ ✻ ★ ✻ □ ✻ ★ □ ★ ✻ ★
★ ✻ ★ ✻ ★ □ ✻ ★ ✻ ✻ □
□ ✻ □ ★ □ □

Vorlage für den Subtest VI
des SKT, Form A

<u>ABBABA</u>

ABAABABBAABABABBA
AABABABBBABAABABA

Vorlage für den Subtest VII,
den Interferenztest des SKT, Form A

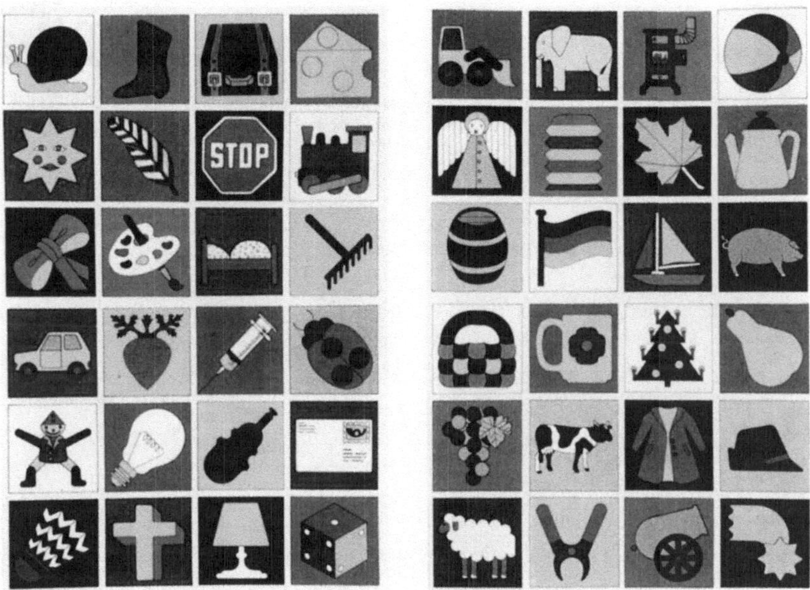

Vorlage für den Subtest IX des SKT, Form A

Auf dieser Vorlagetafel wurden die richtigen Gegenstände andersfarbig unterlegt. Beispielsweise wird jetzt ein Gegenstand statt auf rotem Untergrund bei Vorlage zu Subtest I auf blauem Untergrund bei der Tafel zu Subtest IX gestellt. Die unterschiedliche Farbgebung wählten wir, um das Wiedererkennen etwas schwieriger zu machen; zudem sind die Abbildungen auf der Tafel zu Subtest IX etwas kleiner als die der Vorlagetafel. Dabei achteten wir auf hohen Hell-dunkel-Kontrast, damit auch farbschwache oder farbenblinde Patienten bei der »Gestaltwahrnehmung« nicht benachteiligt werden.

SKT

FORM A

Ein Kurztest zur Erfassung von Gedächtnis- und Aufmerksamkeitsstörungen

Name ______ Alter ______

Geburtsdatum ______ Beruf ______

IQ-Gruppe ☐ < 90 ☐ 90-110 ☐ > 110

Diagnose ______

Bemerkungen ______

Testleiter ______ Datum ______ Uhrzeit ______

ROHWERTE NORMWERTE

1 Gegenstände benennen — ☐ Sekunden

2 Gegenstände unmittelbar reproduzieren

Hampelmann	Fahne	Ofen	Mantel
Schiff	Bett	Lok	Birne
Elefant	Spritze	Kanne	Schaf

Genannte Gegenstände bitte ankreuzen — ☐ Fehler

GEGENSTÄNDE BITTE NOCHMALS 5 SEKUNDEN ZEIGEN

3 Zahlen lesen — ☐ Sekunden

4 Zahlen ordnen — ☐ Sekunden

5 Zahlen zurücklegen — ☐ Sekunden

6 Symbole zählen ☐ (11) — ☐ Sekunden

7 Interferenz Richtige Folge BABBABAABBABABAAB BBABABAAABABBABAB — ☐ Sekunden

8 Gegenstände reproduzieren

Hampelmann	Fahne	Ofen	Mantel
Schiff	Bett	Lok	Birne
Elefant	Spritze	Kanne	Schaf

Genannte Gegenstände bitte ankreuzen — ☐ Fehler

9 Gegenstände wiedererkennen

Hampelmann	Fahne	Ofen	Mantel
Schiff	Bett	Lok	Birne
Elefant	Spritze	Kanne	Schaf

Genannte Gegenstände bitte ankreuzen — ☐ Fehler

Gesamtbeurteilung des klinischen Störungsgrades ______

GESAMT PUNKTE ______

Name ______________________ Punkte ____________

Beruf ______________________ Alter ____________

Untersuchungsdatum ____________ männlich – weiblich ___

Sonstiges ____

____

Anweisung:

Sie sehen hier mehrere Reihen mit Wörtern. In jeder Reihe steht **höchstens ein Wort,** das Ihnen vielleicht bekannt ist. Wenn Sie es gefunden haben, streichen Sie es bitte durch.

1. Nale – Sahe – Nase – Nesa – Sehna
2. Funktion – Kuntion – Finzahm – Tuntion – Tunkion
3. Struk – Streik – Sturk – Strek – Kreik
4. Kulinse – Kulerane – Kulisse – Klubihle – Kubistane
5. Kenekel – Gesonk – Kelume – Gelenk – Gelerge
6. siziol – salzahl – sozihl – sziam – sozial
7. Sympasie – Symmofeltrie – Symmantrie – Symphonie – Symplanie
8. Umma – Pamme – Nelle – Ampe – Amme
9. Krusse – Surke – Krustelle – Kruste – Struke
10. Kirse – Sirke – Krise – Krospe – Serise
11. Tinxur – Kukutur – Fraktan – Tinktur – Rimsuhr
12. Unfision – Fudision – Infusion – Syntusion – Nuridion
13. Feudasmus – Fonderismus – Föderalismus – Födismus – Föderasmus
14. Redor – Radium – Terion – Dramin – Orakium

bitte wenden

Exemplar 5. Mehrfachwahl-Wortschatz-Intelligenztest (MWT-B) zur Ermittlung der prämorbiden Intelligenz (Perimed Verlag, Erlangen 1989)

15. kentern – knerte – kanzen – kretern – trekern

16. Kantate – Rakante – Kenture – Krutehne – Kallara

17. schalieren – waschieren – wakieren – schackieren – kaschieren

18. Tuhl – Lar – Lest – Dall – Lid

19. Dissonanz – Diskrisanz – Distranz – Dinotanz – Siodenz

20. Ferindo – Inferno – Orfina – Firanetto – Imfindio

21. Rilkiase – Kilister – Riliker – Klistier – Linkure

22. kurinesisch – kulinarisch – kumensisch – kulissarisch – kannastrisch

23. Rosto – Torso – Soro – Torgos – Tosor

24. Kleiber – Beikel – Keibel – Reikler – Biekerl

25. Ralke – Korre – Ruckse – Recke – Ulte

26. Lamone – Talane – Matrone – Tarone – Malonte

27. Tuma – Umat – Maut – Taum – Muta

28. Sorekin – Sarowin – Rosakin – Narosin – Kerosin

29. beralen – gerältet – anälteren – untären – verbrämen

30. Kapaun – Paukan – Naupack – Aupeck – Ankepran

31. Sickaber – Bassiker – Kassiber – Sassiker – Askiber

32. Pucker – Keuper – Eucker – Reuspeck – Urkane

33. Spirine – Saprin – Parsin – Purin – Asprint

34. Kulon – Solgun – Koskan – Soran – Klonus

35. Adept – Padet – Edapt – Epatt – Taped

36. Gindelat – Tingerat – Indigenat – Nitgesaar – Ringelaar

37. Berkizia – Brekzie – Birakize – Brikazie – Bakiria

GDS
BCRS
FAST

Die Reisberg-Skalen

Barry Reisberg

Deutschsprachige Fassung:
Ralf Ihl
Lutz Frölich

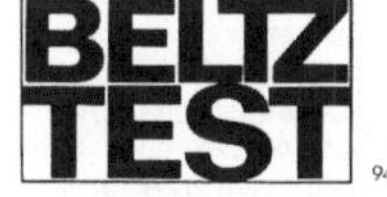

94872

Quellen:

GDS: Reisberg, B., Ferris, S.H., de Leon, M.J. & Crook, T The global deterioration scale for assessment of primary degenerative dementia. **American Journal of Psychiatry**, 1982, 139:1136–1139.
Reisberg, B., Ferris, S.H., de Leon, M.J. & Crook T. The Global Deterioration Scale (GDS). **Psychopharmacology Bulletin**, 1988a, 24:661–663.

BCRS, Achsen 1–5: Reisberg, B., Schneck, M.K., Ferris, S.H., Schwartz, G.E. & de Leon, M.J. The brief cognitive rating scale (BCRS): Findings in primary degenerative dementia (PDD) **Psychopharmacology Bulletin**, 1983, 19:47–50.
Reisberg, B. & Ferris, S.H. Brief Cognitive Rating Scale (BCRS) **Psychopharmacology Bulletin**, 1988, 24:629–636

BCRS, Achsen 6–8: Reisberg, B., London, E., Ferris, S.H., Borenstein, J., Scheier, L. & de Leon, M.J. The Brief Cognitive Rating Scale: Language, motoric, and mood concomitants in primary degenerative dementia. **Psychopharmacology Bulletin**, 1983b, 19:702–708.

BCRS, Achsen 1–10: Reisberg, B., Ferris, S.H. & de Leon, M.J. Senile dementia of the Alzheimer type: Diagnostic and differential diagnostic features with special reference to functional assessment staging. In. **Advances in Applied Neurological Sciences**, Vol. 2, J. Traber & W.H. Gispen (Eds.). Berlin. Springer-Verlag 1985, pp. 18–37.

FAST: Reisberg, B. Functional assessment staging (FAST). **Psychopharmacology Bulletin**, 1988, 24:653–659.
Reisberg, B., Ferris, S.H. & de Leon, M.J. Senile dementia of the Alzheimer type: Diagnostic and differential diagnostic features with special reference to functional assessment staging. In: **Advances in Applied Neurological Sciences**, Vol. 2, J. Traber & W.H. Gispen (Eds.). Berlin. Springer-Verlag 1985, pp. 18–37.

Exemplar 6. Die Reisberg-Skalen mit Global Deterioration Scale (GDS), Brief Cognitive Rating Scale (BCRS) und Functional Assessment Staging (FAST); Deutsche Bearbeitung von R. Jhl und L. Frölich (Beltz Test GmbH, Weinheim 1991)

Global Deterioration Scale GDS

Bewerten Sie die kognitive Leistungsfähigkeit des Patienten durch Markieren des zutreffenden Stadiums.

1 **Keine kognitiven Leistungseinbußen**
Keine subjektiven Hinweise auf ein Gedächtnisdefizit. Im klinischen Interview wird kein Gedächtnisdefizit evident.

2 **Zweifelhafte kognitive Leistungseinbußen**
Subjektive Klagen über Defizite, am häufigsten in nachfolgenden Bereichen: a) vergißt, wo vertraute Gegenstände abgelegt wurden; b) vergißt früher gut bekannte Namen. Keine objektiven Zeichen eines Gedächtnisdefizits im klinischen Interview. Keine objektivierbaren Defizite im Beruf oder im sozialen Umfeld. Angemessenes Verhalten unter Berücksichtigung der Symptomatik.

3 **Geringe kognitive Leistungseinbußen**
Erste eindeutige Defizite manifestieren sich in mehr als einem der nachfolgenden Bereiche: (a) Patient(in) kann sich an einem fremden Ort nicht zurechtfinden: (b) Mitarbeiter(innen) bemerken die reduzierte Arbeitsleistung; (c) Freunde und Bekannte bemerken Wortfindungsstörungen und Schwierigkeiten, die Namen von Bekannten zu erinnern; (d) die/der Patient(in) behält nur einen geringen Teil einer gelesenen Textpassage: (e) die/der Patient(in) kann sich Namen bei der Vorstellung neuer Personen schlechter merken; (f) die/der Patient(in) verlegt oder verliert Wertgegenstände; (g) während der klinischen Testung wird ein Konzentrationsdefizit evident.

Objektive Gedächtnisdefizite lassen sich nur in einem ausführlichen klinischen Interview bzw. in psychometrischen Tests finden.

Verringerte Leistungsfähigkeit im Beruf oder im sozialen Umfeld. Die/der Patient(in) beginnt, Defizite zu verleugnen. Geringe bis mittelgradige Angst begleitet die Symptome.

4 **Mäßige kognitive Leistungseinbußen**
Im sorgfältig durchgeführten klinischen Interview manifestieren sich eindeutige Defizite in folgenden Bereichen: (a) Kenntnis aktueller oder kurz zurückliegender Ereignisse; (b) Erinnern des eigenen Lebenslaufes; (c) Konzentration bei den Aufgaben mit seriellen Subtraktionen; (d) Fähigkeit, sich an unbekannten Orten zurechtzufinden oder mit Geld umzugehen, usw.

Meist keine Defizite in nachfolgenden Bereichen: (a) Orientierung zu Zeit und Person; (b) Wiedererkennen vertrauter Personen und Gesichter; (c) Fähigkeit, sich an bekannten Orten zurechtzufinden.

Unfähigkeit, komplexe Aufgaben durchzuführen. Das Verleugnen von Defiziten ist die dominierende Abwehrstrategie. Der Affekt verflacht, und die/der Patient(in) beginnt, Situationen mit höheren Anforderungen zu vermeiden.

5 **Mittelschwere kognitive Leistungseinbußen**
Die/Der Patient(in) kann ohne fremde Hilfe nicht mehr zurechtkommen. Sie/Er kann sich während des Interviews kaum an relevante Aspekte seines Lebens erinnern: z. B. an die Adresse, die langjährige Telefonnummer, die Namen naher Familienangehöriger (wie die der Enkel), den Namen der Schule, die sie/er zuletzt besucht hat.

Häufig ist Desorientierung zur Zeit (Datum, Wochentag, Jahreszeit etc.) oder zum Ort. Eine gebildete Person kann Schwierigkeiten haben, beginnend bei 40 in Viererschritten oder beginnend bei 20 in Zweierschritten rückwärts zu zählen. Patienten dieses Stadiums erinnern allerdings noch einige Fakten, die sie selbst oder andere betreffen. Sie erinnern ihren Namen ebensogut wie den der/s Ehepartnerin(s) oder der Kinder. Sie brauchen keine Hilfe beim Toilettengang oder Essen, können aber Schwierigkeiten bei der Auswahl situationsgerechter Kleidung haben (z. B. Hausschuhe für den Waldspaziergang wählen).

6 **Schwere kognitive Leistungseinbußen**
Kann gelegentlich den Namen der(s) Ehegattin (en) vergessen, von dem ihr (sein) Überleben abhängt. Keine Kenntnis kurz zurückliegender Ereignisse und eigener Erfahrungen. Lückenhafte Erinnerung an die eigene Vergangenheit. Jahreszeiten und zeitliche Veränderungen werden z. B. nicht mehr wahrgenommen. Kann Schwierigkeiten haben, von zehn bis eins rückwärts zu zählen, gelegentlich sogar beim Vorwärtszählen von 1 bis 10. Benötigt Hilfe bei alltäglichen Verrichtungen, kann z. B. inkontinent werden oder Hilfe benötigen, um sich an bekannten Orten zurechtzufinden. Gelegentlich gelingt es aber auch ohne Hilfe. Der Tag/Nacht-Rhythmus ist häufig gestört. Beinahe immer wird der eigene Name erinnert. Häufig können noch bekannte von unbekannten Personen unterschieden werden.

Persönlichkeitsveränderungen und Gefühlsstörungen treten in den Vordergrund. Sehr variabel ausgeprägte Störungen sind: (a) Verfolgungsgedanken; z. B. wird der Betreuungsperson Betrug und Diebstahl unterstellt oder mit imaginären Personen oder dem eigenen Spiegelbild gesprochen; (b) Zwangssymptome; z. B. wird ständig ein und derselbe Gegenstand gereinigt; (c) Angstsymptome, Unruhe und aus der Vergangenheit nicht bekanntes aggressives Verhalten können auftreten; (d) fehlender Willensantrieb, z. B. kann erwünschtes Verhalten nicht mehr in die Tat umgesetzt werden, weil der Gedankengang dazu nicht mehr lange genug im Kopf behalten werden kann.

7 **Sehr schwere kognitive Leistungseinbußen**
Häufig totaler Sprachverlust; gelegentlich sind noch sprachliche Automatismen erhalten. Harninkontinenz; ist auf Hilfe beim Toilettengang und Essen angewiesen. Verlust grundlegender psychomotorischer Fähigkeiten, kann z. B. nicht mehr laufen. Das Gehirn scheint den Körper nicht mehr steuern zu können.

Häufig finden sich generalisierte und fokale neurologische Symptome.

Brief Cognitive Rating Scale BCRS

Die Hauptachsen

Bitte höchsten erreichten Punktwert markieren

Beurteilungsbereich 1: Konzentration

1 Keine objektiven oder subjektiven Hinweise auf eine Konzentrationsschwäche.
2 Subjektive Abnahme der Konzentrationsfähigkeit.
3 Geringe objektive Zeichen verminderter Konzentrationsfähigkeit, z. B. wenn beginnend bei 100 in Siebenerschritten rückwärtsgezählt werden soll.
4 Manifeste Konzentrationsschwäche unter Berücksichtigung des sozialen Umfeldes (z. B. deutliche Schwierigkeiten, beginnend bei hundert in Siebenerschritten rückwärtszuzählen oder häufige Fehler, wenn beginnend mit 40 in Viererschritten rückwärts gezählt werden soll).
5 Ausgeprägte Konzentrationsschwäche (z. B. beim Nennen der Monate in umgekehrter Reihenfolge oder beim Rückwärtszählen in Zweierschritten beginnend bei 20).
6 Vergißt die Konzentrationsaufgabe. Beginnt häufig, vorwärts zu zählen, wenn Rückwärtszählen von 10 bis 1 gefordert wird.
7 Ausgeprägte Schwierigkeiten, von 1 bis 10 zu zählen.

Beurteilungsbereich 2: Kurzzeitgedächtnis

1 Keine objektiven oder subjektiven Hinweise auf ein Defizit des Kurzzeitgedächtnisses.
2 Nur subjektiv beeinträchtigt (z. B. werden Namen schlechter als früher behalten).
3 Wenn detailliert gefragt wird, zeigen sich Schwächen im Erinnern kurz zurückliegender Ereignisse. Keine Schwierigkeiten, sich an wichtige, kurz zurückliegende Ereignisse zu erinnern.
4 Kann sich nicht an wichtige Ereignisse der letzten Woche oder des letzten Wochenendes erinnern. Lückenhafte Kenntnisse (keine Details) aktueller Ereignisse, beliebter Fernsehsendungen usw.
5 Unsicher über das herrschende Wetter; kennt unter Umständen weder die eigene Adresse noch den derzeitigen Bundeskanzler.
6 Spärliche Kenntnisse einiger kurz zurückliegender Ereignisse. Geringe oder gar keine Kenntnis der gegenwärtigen Adresse, des Wetters o. ä.
7 Keine Kenntnis irgendwelcher kurz zurückliegender Ereignisse.

Beurteilungsbereich 3: Langzeitgedächtnis

1 Keine subjektive oder objektive Beeinträchtigung des Langzeitgedächtnisses.
2 Nur subjektiv beeinträchtigt. Kann sich an zwei oder mehr Lehrer seiner Grundschulzeit erinnern.
3 Auf detailliertes Befragen zeigen sich einige Lücken im Langzeitgedächtnis. Kann sich an mindestens eine(n) Lehrer(in) oder Freund(in) aus der Kindheit erinnern.
4 Eindeutiges Defizit. Die/Der Ehepartner(in) erinnert mehr aus dem Leben als die/der Patient(in). Kennt Freunde(innen) und/oder Lehrer(innen) aus der Kindheit nicht mehr, kann aber die meisten besuchten Schulen mit Namen benennen. Bringt die zeitliche Reihenfolge seines Lebenslaufes durcheinander.
5 Kann sich manchmal nicht an wichtige Dinge seines Lebenslaufes erinnern (z. B. die Schulen, die er/sie besuchte).
6 Bruchstückhaftes Langzeitgedächtnis (erinnert sich z. B. an das Geburtsland oder seinen früheren Beruf).
7 Keine Erinnerung an die Vergangenheit.

Beurteilungsbereich 4: Orientierung

1 Kein Defizit in der Orientierung zu Zeit, Ort, eigener Identität und der Identität anderer.
2 Nur subjektiv beeinträchtigt. Kennt die gerade vollendete Stunde der Uhrzeit und weiß, wo sie/er ist.
3 Fehler bei der Zeitangabe von mehr als zwei Stunden bei der Uhrzeit, von mehr als einem Tag beim Wochentag oder mehr als 3 Tagen beim Datum.
4 Fehler bei der Datumsangabe mit mehr als zehn Tagen Differenz zum aktuellen Datum oder bei der Monatsangabe mit mehr als einem Monat Differenz zum aktuellen Monat.
5 Unsicher zu Monat und/oder Jahr und/oder Jahreszeit; unsicher zum gegenwärtigen Ort.
6 Keine Kenntnis des Datums. Erkennt die/den Ehegattin(en), erinnert den Namen aber nicht. Kennt den eigenen Namen.
7 Erkennt die/den Ehegattin(en) nicht. Kann in bezug auf die eigene Identität unsicher sein.

Beurteilungsbereich 5: Alltagskompetenz und selbständige Versorgung der Person

1 Weder subjektive noch objektive Schwierigkeiten.
2 Beklagt zu vergessen, wohin er/sie bestimmte Gegenstände gelegt hat. Subjektive Schwierigkeiten bei der Arbeit.
3 Mitarbeiter(innen) bemerken eine reduzierte Arbeitsleistung. Schwierigkeiten, sich an fremden Orten zurechtzufinden.
4 Verminderte Fähigkeit, komplexe Aufgaben durchzuführen (z. B. ein Abendessen mit Gästen vorzubereiten, mit Geld umzugehen, einzukaufen, usw.).
5 Benötigt Hilfe bei der Auswahl situationsgerechter Kleidung.
6 Benötigt Hilfe beim Essen und/oder dem Toilettengang und/oder dem Baden und/oder dem Spazierengehen.
7 Benötigt ständig bei allen alltäglichen Dingen Hilfe.

Die Nebenachsen

Bitte höchsten erreichten Punktwert markieren

Beurteilungsbereich 6: Sprache

1 Keine objektiven oder subjektiven Schwierigkeiten beim Sprechen.

2 Subjektive Schwierigkeiten, sich an Namen von Personen oder Gegenständen zu erinnern.

3 Offenkundige Wortfindungsschwierigkeiten, die zu intermittierendem Stocken des Sprachflusses oder Stottern führen können.

4 Formulierungsschwierigkeiten fallen den Familienmitgliedern auf, im klinischen Interview sind sie nicht immer nachzuvollziehen. Der Patient wird schweigsam oder beginnt unzusammenhängend zu sprechen.

5 Offenkundige Verarmung der spontanen Sprache im klinischen Interview. Die Fähigkeit, Sätze zu bilden, ist aber noch intakt.

6 Unfähigkeit, in Sätzen zu sprechen. Die Antworten werden meist mit ein oder zwei Worten gegeben.

7 Die Fähigkeit, Worte zu bilden, ist fast völlig verlorengegangen. Der Wortschatz kann auf ein oder zwei Worte beschränkt sein oder völlig fehlen. Die/Der Patient(in) wiederholt unaufhörlich Worte oder Laute (Verbigeration) oder bildet neue (Neologismen). Das Vokabular kann auf Urlaute und Schreie reduziert sein.

Beurteilungsbereich 7: Psychomotorik

1 Keine objektiven oder subjektiven motorischen Defizite.

2 Subjektive Hinweise auf verminderte motorische und körperliche Fähigkeiten. Keine objektiven Anzeichen dafur.

3 Verminderte Fähigkeit, komplexe psychomotorische oder Konstruktionsaufgaben zu bewältigen.

4 Das Gehen wird langsamer. Das Defizit kann von Familienmitgliedern erkannt werden, ist aber für Arzte, die die/den Betroffene(n) nicht kennen, nicht ohne weiteres festzustellen.

5 Langsames Gehen und Bewegen fallen selbst Fremden auf. Die Fähigkeit, Auto zu fahren, ist erheblich eingeschränkt oder völlig aufgehoben.

6 Die Schritte werden klein und die Bewegungen sind deutlich verlangsamt. Es entwickeln sich Schwierigkeiten zu unterschreiben.

7 Verlust der Gehfähigkeit.

Beurteilungsbereich 8: Stimmung und Verhalten

1 Keine subjektive oder objektive Änderung in Stimmung und Verhalten.

2 Subjektiv vermehrt ängstlich oder besorgt über die eigenen kognitiven Fähigkeiten.

3 Ängstlichkeit fällt Ärzten und/oder Familienangehörigen und Freunden auf.

4 Der Familie fällt die emotionale Verarmung auf.

5 Der Arzt erkennt den verflachten Affekt. Gelegentlich weint die/der Patient(in) ohne entsprechenden Anlaß.

6 Offensichtliche Unruhe und/oder formale Denkschwierigkeiten.

7 Motorische Unruhe wechselt sich mit pathologischer Passivität ab.

Beurteilungsbereich 9: Konstruktive Zeichenfähigkeit

1 Keine subjektiven oder objektiven Veränderungen.

2 Kann einen Würfel zeichnen.

3 Hat Schwierigkeiten, einen Würfel perspektivisch richtig zu zeichnen.

4 Kann ein Rechteck zeichnen.

5 Kann einen Kreis in einen Kreis zeichnen.

6 (a) Kann einen Kreis zeichnen.
(b) Kann eine Gerade zeichnen.
(c)–(e) Kann kritzeln.

7 Zeichnet und schreibt nichts mehr, kann aber gelegentlich ein Schreibgerät noch richtig anfassen.

Beurteilungsbereich 10: Rechenfähigkeit

1 Weder subjektive noch objektive Schwierigkeiten.

2 Kann von 43 17 abziehen.

3 Kann von 39 14 abziehen.

4 Kann von 15 6 abziehen.

5 Kann von 9 4 abziehen.

6 (a) Kann 8 und 7 zusammenzählen.
(b)–(e) Kann 3 und 1 zusammenzählen.

7 (a) Kann manchmal 1 und 1 zusammenzählen.
(b)–(f) Kann 1 und 1 nicht zusammenzählen.

Functional Assessment Staging
FAST

(Sollte ein Item zutreffen, das durch eine andere Ursache als die Demenz hervorgerufen wurde, kreuzen Sie bitte „Nein" an – z.B. Schwierigkeiten, die Kleider richtig anzuziehen bedingt durch körperliche Unbeweglichkeit aufgrund einer Arthritis o.ä.;
unter Monate sollte angegeben werden, wie lange das Symptom bereits besteht)

Ja	Monate	Nein	
☐	☐	☐	1. Weder subjektiv noch objektiv Schwierigkeiten.
☐	☐	☐	2. Beklagt zu vergessen, wohin er/sie bestimmte Gegenstände gelegt hat. Subjektive Schwierigkeiten bei der Arbeit.
☐	☐	☐	3. Mitarbeiter(innen) bemerken eine reduzierte Arbeitsleistung; Schwierigkeiten, sich an fremden Orten zurechtzufinden.
☐	☐	☐	4. Verminderte Fähigkeit, komplexe Aufgaben durchzuführen (z.B. ein Abendessen mit Gästen vorzubereiten, mit Geld umzugehen, einzukaufen, usw.)
☐	☐	☐	5. Benötigt Hilfe bei der Auswahl situationsgerechter Kleidung.
			6. Benötigt bei manchen alltäglichen Dingen Hilfe.
☐	☐	☐	6a. Schwierigkeiten, die Kleider richtig anzuziehen.
☐	☐	☐	6b. Kann sich nicht baden; entwickelt Angst davor.
☐	☐	☐	6c. Beherrscht den Toilettengang nicht mehr (z.B. vergißt er/sie zu ziehen oder wischt sich nicht richtig ab).
☐	☐	☐	6d. Harninkontinenz.
☐	☐	☐	6e. Stuhlinkontinenz.
			7. Benötigt ständig bei allen alltäglichen Dingen Hilfe.
☐	☐	☐	7a. Eingeschränkte Sprechfähigkeit (1 bis 5 Worte pro Tag).
☐	☐	☐	7b. Verlust der verständlichen Sprache.
☐	☐	☐	7c. Bettlägrig.
☐	☐	☐	7d. Kann nicht selbständig sitzen.
☐	☐	☐	7e. Kann nicht mehr lachen.
☐	☐	☐	7f. Kann den Kopf nicht aufrecht halten.

Auswertungsbogen zu den Reisberg-Skalen

Name: ______________________ Datum: ______________________

Bildungsstand: ______________________ Untersucher: ______________________

Begleitperson: ______________________ Beziehung zum Patienten: ______________________

Aktuelle Medikation: ______________________ ______________________

Kommentar: ____

____

GDS

Stadium	1	2	3	4	5	6	7
Klinische Beurteilung	normal		leicht		mittel		schwer

BCRS

Items

		1	2	3	4	5	6	7	8	9	10
Punkt-wert	1										
	2										
	3										
	4										
	5										
	6										
	7										

	Hauptachsen	Nebenachsen	Gesamt
Summe			
Mittel			

FAST

Stadium	1	2	3	4	5	6a	6b	6c	6d	6e	7a	7b	7c	7d	7e	7f

ADAS Protokollheft — Form B

Aktiver Testteil

Vor Beginn der Untersuchung das benötigte Material bereitlegen!

1. Freie Reproduktion

Material: 10 Wortkarten Serie B.

Lernphase: Die 10 Wortkarten nacheinander je 2 sec lang zeigen:
„Lesen Sie bitte jedes Wort laut vor und prägen Sie es sich gut ein!"

Bei falschem Lesen:
„Bitte lesen Sie noch einmal genauer!"

Bei weiterhin falschem Lesen liest der Versuchsleiter das Wort vor und sagt:
„Bitte sprechen Sie mir das Wort noch einmal genau nach und merken Sie es sich!"

Prüfphase: Unmittelbar danach:
„Bitte versuchen Sie, sich jetzt an jedes der eben gezeigten Wörter zu erinnern, und sprechen Sie es laut aus! Die Reihenfolge ist dabei unwichtig."

Bei Stocken der Wiedergabe nach ca. 10 sec:

„Fällt Ihnen noch ein Wort ein?"

Wird die Wiedergabe nicht fortgesetzt, Aufgabe nach weiteren 10 sec beenden.

Wortkarten Serie B	Wort **korrekt** reproduziert: (Bitte ankreuzen!) **Ja**	**Nein**
1. Schmetterling	○	○
2. Hafer	○	○
3. Dudelsack	○	○
4. Bleistift	○	○
5. Tier	○	○
6. Kirche	○	○
7. Sänger	○	○
8. Hütte	○	○
9. Diamant	○	○
10. Sturm	○	○

Summe der „Nein"-Antworten (max. 10):

Exemplar 7. Alzheimer's Disease Assessment Scale (ADAS) mit Angabe der 21 Beurteilungsbereiche (Protokollheft und Auswertebogen); Deutsche Bearbeitung von G. Weyer, R. Ihl und M. Schambach. (Beltz Test GmbH, Weinheim, 1992)

2. Orientierung

	Antwort **richtig** (Bitte ankreuzen!)	
	Ja	**Nein**
„Wie heißen Sie?" (Vor- und Zuname)	○	○
„*Wo befinden wir uns hier?*" (Örtlichkeit, z. B. Krankenhaus, Wohnung. Teilbezeichnungen für den Ort sind gültig)	○	○
„*Welche Uhrzeit haben wir jetzt?*" (+/– 1 Stunde)	○	○
„*Welches Datum ist heute?*" (+/– 1 Tag, z. B. 12. statt 13.)	○	○
„*Welcher Wochentag ist heute?*"	○	○
„*Welches Jahr haben wir jetzt?*"	○	○
„*Welchen Monat haben wir jetzt?*"	○	○
„*Welche Jahreszeit haben wir jetzt?*" (+/– 2 Wochen)	○	○

Summe der „Nein"-Antworten (max. 8):

3. Vorstellungsvermögen

Material: Blatt Papier (DIN A4), Briefumschlag, Briefmarke

Papier, Briefumschlag und Briefmarke vorlegen:
„Tun Sie jetzt bitte so, als würden Sie den Brief an einen Verwandten (Bekannten, Freund) schicken."

Die gesamte Anweisung vorlesen:

„Falten sie das Papier,
stecken Sie es bitte in den Umschlag,
kleben sie diesen zu,
schreiben Sie die Anschrift darauf
und kleben Sie eine Briefmarke darauf."

Bei Vergessen eines Teils der Aufgabe, die gesamte Anweisung wiederholen! (Eine Wiederholung ist zulässig.)

Schwierigkeiten bei einem Ausführungsschritt bestehen, wenn für den Schritt mehr als 30 sec benötigt werden (für das Adressieren mehr als 60 sec).

	Ausführungsschritt **ohne Schwierigkeiten** (Bitte ankreuzen!)	
	Ja	**Nein**
1. Falten des Blattes	○	○
2. Blatt in den Umschlag legen	○	○
3. Brief schließen	○	○
4. Adressieren	○	○
5. Briefmarke aufkleben	○	○

Summe der „Nein"-Antworten (max. 5):

4. Abzeichnen

Material: 4 Zeichenvorlagen

Die vier Zeichenvorlagen in der Reihenfolge: 1. Kreis, 2. Rechtecke, 3. Rhombus, 4. Würfel vorlegen

„Sehen Sie diese Zeichnung? Machen Sie eine Zeichnung, die genauso aussieht, irgendwo auf dem Papier."

Zwei Versuche sind erlaubt. Bei offensichtlichem Abweichen von der Vorlage:

„Versuchen Sie es bitte noch einmal und halten sie sich bitte ganz genau an die Zeichnung, die Sie da sehen."

Für die Bewertungskriterien der Zeichnungen siehe Manual, Durchführungsanweisung.

	Zeichnung **richtig** (Bitte ankreuzen!)	
	Ja	**Nein**
1. Kreis	○	○
2. Sich überschneidende Rechtecke	○	○
3. Rhombus	○	○
4. Würfel	○	○

	Grad der Beeinträchtigung	
alle vier Zeichnungen sind richtig	0	nicht vorhanden
drei Zeichnungen sind richtig	1	sehr leicht
zwei Zeichnungen sind richtig	2	leicht
eine Zeichnung ist richtig	3	mäßig
zeichnet über oder um das Modell oder benutzt Teile des Modells; keine Figur ist richtig	4	mäßig schwer
Kritzeln; unvollständig nachgezeichnete Figuren; Worte werden als Ersatz für Figuren verwendet	5	schwer

Zeichenvorlage A

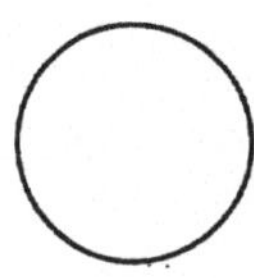

Zeichenvorlage B

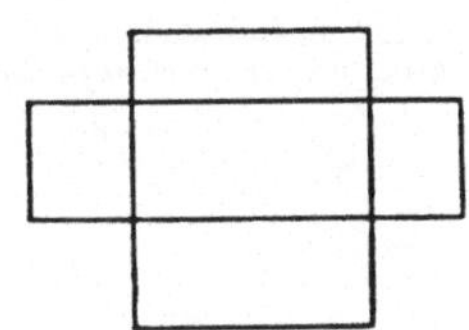

Zeichenvorlage C

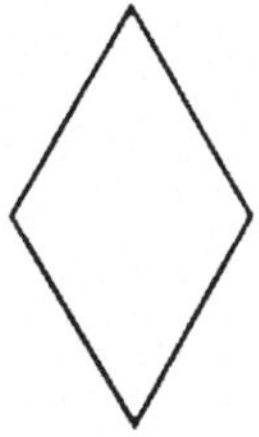

Zeichenvorlage D

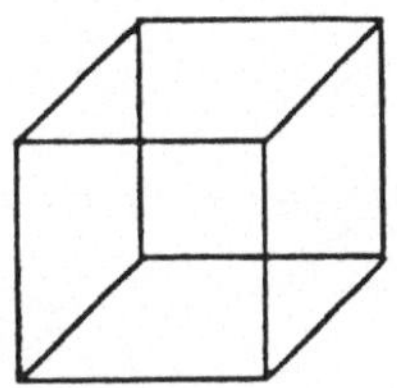

5. Befolgen von Anweisungen

Material: Bleistift, Armbanduhr, Postkarte

Fünf Anweisungen zunehmender Komplexität (Anzahl der Einzelschritte) sollen befolgt werden. Jede Anweisung kann einmal, aber nur in ihrer Gesamtheit wiederholt werden.

Jedes **fettgedruckte Element** steht für einen Einzelschritt. Nur **vollständig korrekt** ausgeführte Anweisungen werden mit „Ja", nicht ausgeführte bzw. unvollständig ausgeführte Anweisungen mit „Nein" angekreuzt

Ausführung **vollständig korrekt**
(Bitte ankreuzen!)

	Ja	Nein
1. Anweisung: *„Machen Sie eine* ***Faust.*** *"*	○	○
2. Anweisung: *Zeigen Sie an die* ***Decke,*** *dann auf den* ***Boden***	○	○

Bleistift, Armbanduhr und Postkarte werden **in dieser Reihenfolge** nebeneinander auf den Tisch gelegt.

	Ja	Nein
3. Anweisung: *„Legen sie den* ***Bleistift*** *auf die* ***Postkarte*** *und legen Sie ihn dann* ***zurück.*** *"*	○	○
4. Anweisung: *„Legen Sie die* ***Uhr*** *auf die* ***andere Seite*** *neben den* ***Bleistift,*** *und* ***drehen*** *Sie die Postkarte um."*	○	○
5. Anweisung: *„Klopfen Sie sich je* ***zweimal*** *mit* ***zwei Fingern*** *auf die* ***rechte Schulter,*** *dann auf die* ***linke Schulter*** *und halten Sie dabei die* ***Augen geschlossen.*** *"*	○	○

	Grad der Beeinträchtigung	
alle fünf Anweisungen korrekt	0	nicht vorhanden
vier Anweisungen korrekt	1	sehr leicht
drei Anweisungen korrekt	2	leicht
zwei Anweisungen korrekt	3	mäßig
eine Anweisung korrekt	4	mäßig schwer
keine Anweisung korrekt	5	schwer

6. Benennen von Fingern und Gegenständen

Material: 12 Bildkarten

„Schauen Sie bitte auf Ihre Hand und benennen nacheinander jeden Finger"

	Nennung **korrekt** (Bitte ankreuzen!) Ja	Nein
Daumen	○	○
Zeigefinger	○	○
Mittelfinger	○	○
Ringfinger	○	○
Kleiner Finger	○	○

Zwölf Bildkarten einzeln in beliebiger Reihenfolge vorlegen:

„Sagen Sie mir bitte, was hier abgebildet ist!"

Bei Benennungsschwierigkeiten (keine Antwort nach 10 sec) können folgende Hinweise gegeben werden. Nach weiteren 20 sec ohne Antwort, übergehen zum nächsten Gegenstand.

	Hinweis:	Ja	Nein
Blume	„wächst im Garten"	○	○
Bett	„benutzt man zum Schlafen"	○	○
Trillerpfeife	„man hört sie, wenn man hineinbläst"	○	○
Bleistift	„benutzt man zum Schreiben und Zeichnen"	○	○
Rassel	„Kleinkinderspielzeug"	○	○
Maske	„dient zum Verkleiden"	○	○
Schere	„schneidet z. B. Papier"	○	○
Kamm	„man nimmt ihn für die Haare"	○	○
Geldbörse	„für Ihr Geld oder Papiere"	○	○
Harmonika	„Musikinstrument"	○	○
Stethoskop	„der Arzt benutzt es, um das Herz abzuhören"	○	○
Pinzette	„man kann damit kleine Gegenstände greifen"	○	○

Anzahl der „Nein"-Antworten	Grad der Beeinträchtigung	
0 – 2	0	nicht vorhanden
3 – 5	1	sehr leicht
6 – 8	2	leicht
9 – 11	3	mäßig
12 – 14	4	mäßig schwer
15 – 17	5	schwer

7. Wort-Wiedererkennen/8. Erinnerung an Prüfungsanweisung

Item 7 und 8 werden gemeinsam durchgeführt und protokolliert, aber getrennt bewertet (siehe Manual).

Material: zwei Sätze Wortkarten Serie B:
1. 12 Wortkarten „Wortwiedererkennen – **Lernphase**".
2. 24 Wortkarten „Wortwiedererkennen – **Prüfphase**".

Lernphase: Die 12 Wortkarten „Wortwiedererkennen – Lernphase" nacheinander je 2 sec lang zeigen:
„Lesen Sie bitte jedes Wort laut vor und prägen Sie es sich gut ein!"

Bei falschem Lesen:
„Bitte lesen Sie noch einmal genauer!"

Bei weiterhin falschem Lesen liest der Versuchsleiter das Wort vor und sagt:
„Bitte sprechen Sie mir das Wort noch einmal genau nach und merken Sie es sich!"

Prüfphase: Unmittelbar danach:
die 24 Wortkarten „Wiedererkennen – Prüfphase nacheinander je 2 sec lang zeigen:

Bei Vorlage der ersten Wortkarte lautet die Prüfungsanweisung:
„Haben sie dieses Wort eben schon einmal gesehen oder ist es ein neues Wort?"

Beim zweiten Wort und allen weiteren Wörtern wird gefragt:
„Wie ist es bei diesem?"

Bei Entscheidungsschwierigkeiten:
„Entscheiden Sie sich bitte!"

Bei weiterhin ausbleibender Antwort unter 7. „Nein" und unter 8. „Vergessen" protokollieren, danach nächste Wortkarte zeigen und erneut fragen:
„Haben Sie dieses Wort schon einmal gesehen oder ist es ein neues Wort?"

Wortkarten Serie B	7. Wort **wiedererkannt** (Bitte ankreuzen!) Ja	Nein	**8. Prüfungsanweisung** (Bitte ankreuzen!) **„Vergessen"**
1. Straße	○	○	○
2. Körper	○	○	○
3. Begriff	○	○	○
4. Felsblock	○	○	○
5. Notwendigkeit	○	○	○
6. Moor	○	○	○
7. Uhr	○	○	○
8. Eingebung	○	○	○
9. Reptil	○	○	○
10. Wert	○	○	○
11. Zitrone	○	○	○
12. Illusion	○	○	○
13. Gold	○	○	○
14. Findigkeit	○	○	○
15. Beispiel	○	○	○
16. Luft	○	○	○
17. Auftakt	○	○	○
18. Einfluß	○	○	○
19. Erklärung	○	○	○
20. Hemmnis	○	○	○
21. Gelenk	○	○	○
22. Richter	○	○	○
23. Kausalität	○	○	○
24. Säugling	○	○	○

Summe der umrahmten Nein-Antworten (max. 12):

8. Prüfungsanweisung „vergessen" (Bewertung)

	Grad der Beeinträchtigung	
nie	0	nicht vorhanden
einmal	1	sehr leicht
zweimal	2	leicht
dreimal	3	mäßig
viermal	4	mäßig schwer
fünfmal oder häufiger	5	schwer

9. Tremor

Der(die) Patient(in) soll beide Hände vor dem Körper ausstrecken und die Finger spreizen. Diese Position soll er(sie) ca. 10 sec einhalten.

	Grad der Beeinträchtigung	
kein Tremor	0	nicht vorhanden
sehr geringer Tremor, gerade noch wahrnehmbar	1	sehr leicht
wahrnehmbarer Tremor, nicht handlungsstörend	2	leicht
Tremor macht sich störend bemerkbar bei Tätigkeiten wie: Bleistift halten, Knöpfe schließen oder öffnen etc.	3	mäßig
deutliche Bewegungen, die sich störend auswirken auf Tätigkeiten wie: ein Glas Wasser halten etc.	4	mäßig schwer
sehr schnelle Bewegungen mit ausgeprägten Fehlstellungen	5	schwer

Interview

Der zeitliche Bezugsrahmen für die Bewertung der Items 10–16 ist die Woche vor Durchführung des Interviews.

10. Umherlaufen

Bei der Beurteilung muß unterschieden werden zwischen dem normalen körperlichen Aktivitätsniveau (Lokomotion) und exzessiven Hin- und Herlaufen.

		Grad der Beeinträchtigung
kein Umherlaufen	0	nicht vorhanden
sehr seltenes Auftreten	1	sehr leicht
läuft während eines Tages für kürzere Zeit auf und ab	2	leicht
läuft häufig am Tag auf und ab	3	mäßig
läuft die meiste Zeit auf und ab, kann aber für bestimmte Handlungen (z. B. Mahlzeiten) innehalten	4	mäßig schwer
muß ständig herumlaufen, kann nicht ruhig sitzen	5	schwer

11. Motorische Unruhe

Das Ausmaß ziel- und zweckloser motorischer Aktivität ist zu beurteilen. Gemeint sind Verhaltensweisen, die gewöhnlich als „nervöse Unruhe" oder „Zappeligkeit" bezeichnet werden, wie: Zupfen an der Kleidung, Hin- und Herschaukeln, mit dem Fuß wippen oder klopfen oder andere repetitive Bewegungen. (Ruheloses Auf- und Ablaufen wird in Item 10 beurteilt.)

		Grad der Beeinträchtigung
keine motorische Unruhe	0	nicht vorhanden
einmaliges Vorkommen	1	sehr leicht
wahrnehmbare Unruhe	2	leicht
häufige Bewegungen, „zappelt" oft	3	mäßig
ziel- und zwecklose Bewegungen, die sich auf andere Handlungen störend auswirken	4	mäßig schwer
muß sich ständig bewegen; sitzt selten ruhig	5	schwer

12. Weinen

Der(die) Patient(in) wird über die Häufigkeit des Auftretens von Weinen befragt

	Grad der Beeinträchtigung	
kein Weinen	0	nicht vorhanden
tritt nur einmal pro Woche oder nur während der Untersuchung auf	1	sehr leicht
tritt 2-3mal pro Woche auf	2	leicht
gelegentliche Ausbrüche kurzer Dauer	3	mäßig
nahezu täglich häufige Weinanfälle	4	mäßig schwer
täglich häufige und andauernde Weinanfälle	5	schwer

13. Depressive Verstimmung

Der(die) Patient(in) wird gefragt, wie oft er(sie) traurig, entmutigt und/oder niedergeschlagen war. Werden solche Verstimmungen angegeben, wird weiter über das Ausmaß und das Vorherrschen der Verstimmung, des Interesseverlustes, der Lustlosigkeit und dem Rückzug von Umweltereignissen nachgefragt. Gesichtsausdruck und die Fähigkeit, auf Scherze und Ermutigung zu reagieren werden mitbewertet.

	Grad der Beeinträchtigung	
keine depressive Verstimmung	0	nicht vorhanden
ist leicht verstimmt; klinisch nicht relevant	1	sehr leicht
erscheint verstimmt und berichtet leichte Verstimmung; die emotionale Ansprechbarkeit ist erhalten; etwas Interesselosigkeit ist festzustellen	2	leicht
fühlt sich häufig verstimmt	3	mäßig
fühlt sich durchgängig verstimmt mit deutlichem Verlust von Interesse und emotionaler Ansprechbarkeit	4	mäßig schwer
durchdringender und schwerer Grad der Verstimmung; emotional nicht ansprechbar; Verlust von Interesse und Freude	5	schwer

14. Wahnvorstellungen

Mit diesem Item wird beurteilt, inwieweit und mit welcher Überzeugung der(die) Patient(in) an Vorstellungen glaubt, die mit hoher Wahrscheinlichkeit falsch sind. Beim Bewerten des Schweregrads sollen die Überzeugung vom Inhalt der Wahnvorstellungen, das Ausmaß der Voreingenommenheit und die Auswirkungen auf das Verhalten des(der) Patienten(in) beachtet werden.

	Grad der Beeinträchtigung	
keine Wahnvorstellungen	0	nicht vorhanden
einmalige vorübergehende Wahnvorstellung	1	sehr leicht
Wahnvorstellung sicher vorhanden; der(die) Patient(in) stellt diese aber selbst in Frage	2	leicht
der(die) Patient(in) ist vom Inhalt der Wahnvorstellungen überzeugt; noch keine Auswirkungen auf das Verhalten	3	mäßig
die Wahnvorstellungen beeinflussen das Verhalten	4	mäßig schwer
die Wahnvorstellungen bestimmen wesentlich das Verhalten	5	schwer

15. Halluzinationen

Es wird nach visuellen, auditiven und taktilen Halluzinationen gefragt. Häufigkeit und Grad der Beeinträchtigung durch Halluzinationen wird bewertet

	Grad der Beeinträchtigung	
keine Halluzinationen	0	nicht vorhanden
hört eine Stimme, die nur ein Wort sagt; äußerst selten visuelle Halluzinationen	1	sehr leicht
	2	leicht
halluziniert häufig am Tage mit Auswirkungen auf das normale Handeln	3	mäßig
	4	mäßig schwer
nahezu ständiges Halluzinieren; unterbricht das normale Handeln vollständig	5	schwer

16. Gesteigerter/verminderter Appetit

Veränderungen im Appetit in beide Richtungen werden beurteilt.

	Grad der Beeinträchtigung	
keine Veränderungen	0	nicht vorhanden
Zurückweisen von Essen oder Überessen in seltenen Fällen; wahrscheinlich klinisch nicht relevant; keine Gewichtsveränderung	1	sehr leicht
merkliches Zurückweisen von Essen oder Überessen; Patient(in) ißt gewöhnlich ohne Aufforderung; geringe Gewichtsveränderung	2	leicht
ausgeprägtes Zurückweisen von Essen oder Überessen; Patient(in) muß zum Essen angehalten werden; Patient(in) verlangt nach mehr Essen	3	mäßig
häufigeres Zurückweisen von Essen oder Überessen	4	mäßig schwer
Patient(in) will nicht essen und muß zwangsernährt werden; Patient(in) klagt ständig über Hunger, obwohl er(sie) ausreichende Mengen Nahrung zu sich nimmt	5	schwer

Verhaltensbeobachtung während der Untersuchung

17. Konzentration und Ablenkbarkeit

Die Häufigkeit, mit der sich der(die) Patent(in) ablenken läßt und/oder wieder an die Aurgabe erinnert werden muß, weil er(sie) den Gedankengang (roten Faden) verloren hat, bzw. die Häufigkeit, mit der sich der(die) Patient(in) in seinen eigenen Gedanken zu verlieren scheint, wird beurteilt.

	Grad der Beeinträchtigung	
weder Konzentrationsminderung noch Ablenkbarkeit	0	nicht vorhanden
einmalig unkonzentriert oder abgelenkt	1	sehr leicht
zwei- bis dreimalig unkonzentriert oder abgelenkt	2	leicht
vier- bis fünfmalig unkonzentriert oder abgelenkt	3	mäßig
schlechte Konzentration während eines großen Teils der Untersuchung; er(sie) ist häufig abgelenkt	4	mäßig schwer
extreme Konzentrationsschwierigkeiten und sehr häufig abgelenkt; unfähig, Aufgaben zu beenden	5	schwer

18. Mangelnde Kooperation bei der Untersuchung

Es wird beurteilt, inwieweit Teile der Untersuchung abgelehnt werden oder die Kooperation verweigert wird.

	Grad der Beeinträchtigung	
durchgängig kooperativ	0	nicht vorhanden
einmalig unkooperativ	1	sehr leicht
wenige male unkooperativ; macht bereitwillig weiter, wenn aufgefordert	2	leicht
mehrmals unkooperativ	3	mäßig
benötigt ständige Aufforderungen, um die Untersuchung fortzuführen	4	mäßig schwer
lehnt die Fortführung der Untersuchung ab	5	schwer

19. Sprachliche Ausdrucksfähigkeit

Die Qualität der sprachlichen Äußerungen, wie z. B. Klarheit der Formulierungen, bzw. die Fähigkeit, sich verständlich zu machen, sollen beurteilt werden. Die Quantität der sprachlichen Äußerungen geht nicht in die Bewertung ein.

	Grad der Beeinträchtigung	
keine Schwierigkeiten, sich verständlich zu machen	0	nicht vorhanden
einmalige Schwierigkeit, sich verständlich zu machen	1	sehr leicht
Schwierigkeiten in weniger als 25 % der Untersuchungszeit	2	leicht
Schwierigkeiten in 25 bis 50 % der Untersuchungszeit	3	mäßig
Schwierigkeiten während mehr als 50 % der Untersuchungszeit	4	mäßig schwer
Ein- oder Zweiwortwiederholungen; flüssiges, aber sinnleeres Sprechen; stumm	5	schwer

20. Verständnis gesprochener Sprache

Die Fähigkeit des(der) Patienten(in), gesprochene Sprache zu verstehen, wird beurteilt. Befolgen von Anweisungen (Item 5) soll nicht erfaßt werden.

	Grad der Beeinträchtigung	
keine Beeinträchttigung des Sprachverständnisses	0	nicht vorhanden
einmaliges Nichtverstehen	1	sehr leicht
zwei- bis fünfmaliges Nichtverstehen	2	leicht
mehrere Wiederholungen und Neuformulierungen werden nötig	3	mäßig
Patient(in) antwortet nur gelegentlich richtig; nur Antworten auf „Ja(Nein)"-Fragen	4	mäßig schwer
antwortet nur selten adäquat auf Fragen, ohne Vorliegen einer Beeinträchtigung der sprachlichen Ausdrucksfähigkeit	5	schwer

21. Wortfindungsstörungen in der Spontansprache

Hier wird beurteilt, ob der(die) Patient(in) beim spontanen Sprechen Schwierigkeiten hat, das gemeinte Wort zu finden. Möglicherweise versucht er(sie), dem Problem durch Umschreiben aus dem Wege zu gehen, z. B. benutzt er(sie) erklärende Sätze oder verwendet nicht ganz stimmige Synonyme. Für die Beurteilung soll Item 6 (Benennen von Gegenständen und Fingern) nicht herangezogen werden.

	Grad der Beeinträchtigung	
keine Wortfindungsstörungen	0	nicht vorhanden
ein- oder zweimaliges Auftreten von Wortfindungsstörungen	1	sehr leicht
erkennbare Umschreibungen oder Synonymgebrauch	2	leicht
Wortfindungsstörungen, die gelegentlich nicht kompensiert werden	3	mäßig
häufige Wortfindungsstörungen, die nicht kompensiert werden	4	mäßig schwer
nahezu völliges Fehlen inhaltsvoller Wörter; Sprache klingt leer; Ein- oder Zweiwortäußerungen; Iterationen	5	schwer

ADAS-Auswertung

Form B

Name, Vorname ______________ (Initialen) Alter ______ Geschlecht ______

Datum ______________ Prüfer ______________

Item/Summenscore (max. Score)	Score		Subskalen (optional)	
1. Freie Reprodukt. (10)	☐☐	G		
7. Wort-Wiedererk. (12)	☐☐	G	Gedächtnis:	
Summe: Gedächtnis (22)	☐☐		Σ G (22)	☐☐
2. Orientierung (8)	☐	O/P		
3. Vorstellungsverm. (5)	☐	O/P		
4. Abzeichnen (5)	☐	O/P		
5. Anweisungen (5)	☐	O/P	Orientierung/ Praxie:	
6. Benennen (5)	☐	O/P	Σ O/P (28)	☐☐
8. Erinn. Prüf. anweis. (5)	☐			
19. Sprachausdruck (5)	☐	S		
20. Sprachverständnis (5)	☐	S	Sprache:	
21. Wortfind. störungen (5)	☐	S	Σ S (15)	☐☐
Summe: Kognitive Items außer Gedächtnis (48)	☐☐			
Gesamt: Kognitiver Bereich K (70)	☐☐			
9. Tremor (5)	☐	M		
10. Umherlaufen (5)	☐	M	Motorik:	
11. Motor. Unruhe (5)	☐	M	Σ M (15)	☐☐
12. Weinen (5)	☐	D	Depressivität:	
13. Depress. Verstimmung (5)	☐	D	Σ D (10)	☐☐
14. Wahn (5)	☐	P	Psychotische Symptome:	
15. Halluzinationen (5)	☐	P	Σ P (10)	☐☐
16. Appetit (5)	☐			
17. Konzentr./Ablenkbarkeit (5)	☐	K/K	Konzentration/ Kooperation:	
18. Mangelnde Koop. (5)	☐	K/K	Σ K/K (10)	☐☐
Gesamt: Nichtkognitiver Bereich NK (50)	☐☐			
Gesamtscore ADASUM (120)	☐☐☐			

Hamilton Depression Scale (HAMD)

1. Depressive Stimmung (Gefühl der Traurigkeit, Hoffnungslosigkeit, Hilflosigkeit, Wertlosigkeit)

Keine	0
Nur auf Befragen geäußert	1
Vom Patienten spontan geäußert	2
Aus dem Verhalten zu erkennen (z.B. Gesichtsausdruck, Körperhaltung, Stimme, Neigung zum Weinen)	3
Patient drückt **fast ausschließlich** diese Gefühlszustände in seiner verbalen und nicht verbalen Kommunikation aus	4

2. Schuldgefühle

Keine	0
Selbstvorwürfe, glaubt Mitmenschen enttäuscht zu haben	1
Schuldgefühle oder Grübeln über frühere Fehler und "Sünden"	2
Jetzige Krankheit wird als Strafe gewertet, Versündigungswahn	3
Anklagende oder bedrohende akustische oder optische Halluzinationen	4

3. Suizid

Keiner	0
Lebensüberdruß	1
Todeswunsch, denkt an den eigenen Tod	2
Suizidgedanken oder entsprechendes Verhalten	3
Suizidversuche (jeder ernste Versuch = 4)	4

4. Einschlafstörung

Keine	0
Gelegentliche Einschlafstörung (mehr als 1/2 Std.)	1
Regelmäßige Einschlafstörung	2

5. Durchschlafstörung

Keine	0
Patient klagt über unruhigen oder gestörten Schlaf	1
Nächtliches Aufwachen bzw. Aufstehen (falls nicht nur zur Harn- oder Stuhlentleerung)	2

6. Schlafstörungen am Morgen

Keine	0
Vorzeitiges Erwachen, aber nochmaliges Einschlafen	1
Vorzeitiges Erwachen ohne nochmaliges Einschlafen	2

7. Arbeit und sonstige Tätigkeiten

Keine Beeinträchtigung	0
Hält sich für leistungsunfähig, erschöpft oder schlapp bei seinen Tätigkeiten (Arbeit oder Hobbies) oder fühlt sich entsprechend	1
Verlust des Interesses an seinen Tätigkeiten (Arbeit oder Hobbies), muß sich dazu zwingen. Sagt das selbst oder läßt es durch Lustlosigkeit, Entscheidungslosigkeit und sprunghafte Entschlußänderungen erkennen	2
Wendet weniger Zeit für seine Tätigkeiten auf oder leistet weniger. Bei stationärer Behandlung Ziffer 3 ankreuzen, wenn der Patient weniger als 3 Stunden an Tätigkeiten teilnimmt. Ausgenommen Hausarbeiten auf der Station	3
Hat wegen der jetzigen Krankheit mit der Arbeit aufgehört. Bei stationärer Behandlung ist Ziffer 4 anzukreuzen, falls der Patient an keinen Tätigkeiten teilnimmt, mit Ausnahme der Hausarbeit auf der Station, oder wenn der Patient die Haus-arbeit nur unter Mithilfe leisten kann	4

8. Depressive Hemmung (Verlangsamung von Denken und Sprache, Konzentrationsschwache, reduzierte Motorik)

Sprache und Denken normal	0
Geringe Verlangsamung bei der Exploration	1
Deutliche Verlangsamung bei der Exploration	2
Exploration schwierig	3
Ausgeprägter Stupor	4

9. Erregung

Keine	0
Zappeligkeit	1
Spielen mit den Fingern, Haaren usw.	2
Hin- und herlaufen, nicht still sitzen können	3
Händeringen, Nägelbeißen, Haareraufen, Lippenbeißen usw.	4

10. Angst - psychisch

Keine Schwierigkeit	0
Subjektive Spannung und Reizbarkeit	1
Sorgt sich um Nichtigkeiten	2
Besorgte Grundhaltung, die sich im Gesichtsausdruck und in der Sprechweise äußert	3
Ängste werden spontan vorgebracht	4

11. Angst - somatisch
Körperliche Begleiterscheinungen der Angst wie Gastrointestinale (Mundtrockenheit, Winde, Verdauungsstörungen, Durchfall, Krämpfe, Aufstoßen) – Kardiovasculare (Herzklopfen, Kopfschmerzen) – Respiratorische (Hyperventilation, Seufzen) – Pollakisurie – Schwitzen

Keine	0
Geringe	1
Mäßige	2
Starke	3
Extreme (Patient ist handlungsunfähig)	4

Exemplar 8. Hamilton-Depressions-Skala (HAMD) zur Ermittlung depressiver Begleitsymptomatik (Hamilton 1960)

Hamilton Depression Scale (HAMD) *(Fortsetzung)*

12. Körperliche Symptome – gastrointestinale

Keine	0
Appetitmangel ißt aber ohne Zuspruch Schweregefühle im Abdomen	1
Muß zum Essen angehalten werden Verlangt oder benötigt Abführmittel oder andere Magen-Darmpräparate	2

13. Körperliche Symptome – allgemeine

Keine	0
Schweregefühl in Gliedern, Rücken oder Kopf. Rücken-, Kopf- oder Muskelschmerzen Verlust der Tatkraft, Erschöpfbarkeit	1
Bei jeder deutlichen Ausprägung eines Symptoms 2 ankreuzen	2

14. Genitalsymptome wie etwa. Libidoverlust, Menstruationsstörungen etc

Keine	0
Geringe	1
Starke	2

15. Hypochondrie

Keine	0
Verstärkte Selbstbeobachtung (auf den Körper bezogen)	1
Ganz in Anspruch genommen durch Sorgen um die eigene Gesundheit	2
Zahlreiche Klagen, verlangt Hilfe etc.	3
Hypochondrische Wahnvorstellungen	4

16. Gewichtsverlust *(entweder **a** oder **b** ankreuzen)*

a. Aus Anamnese

kein Gewichtsverlust	0
Gewichtsverlust wahrscheinlich in Zusammenhang mit jetziger Krankheit	1
Sicherer Gewichtsverlust laut Patient	2

b. Nach wöchentlichem Wiegen in der Klinik, wenn Gewichtsverlust

weniger als 0,5 kg/Woche	0
mehr als 0,5 kg/Woche	1
mehr als 1 kg/Woche	2

17. Krankheitseinsicht

Patient erkennt, daß er depressiv und krank ist	0
Räumt Krankheit ein, führt sie aber auf schlechte Ernährung, Klima, Überarbeitung, Virus, Ruhebedürfnis etc zurück	1
Leugnet Krankheit ab	2

18. Tagesschwankungen

a. Geben Sie an, ob die Symptome schlimmer am Morgen oder am Abend sind. Sofern **keine** Tagesschwankungen auftreten ist 0 (keine Tagesschwankungen) anzukreuzen

Keine Tagesschwankungen	0
Symptome schlimmer am Morgen	1
Symptome schlimmer am Abend	2

b. Wenn es Schwankungen gibt, geben Sie die Stärke der **Schwankungen** an. Falls es **keine** gibt, kreuzen Sie 0 (= keine) an

Keine	0
Gering	1
Stark	2

19. Depersonalisation, Derealisation wie etwa Unwirklichkeitsgefühle, nihilistische Ideen

Keine	0
Gering	1
Mäßig	2
Stark	3
Extrem (Patient ist handlungsunfähig)	4

20. Paranoide Symptome

Keine	0
Mißtrauisch	1
Beziehungsideen	2
Beziehungs- und Verfolgungswahn	3

21. Zwangssymptome

Keine	0
Gering	1
Stark	2

Das neue Betreuungsrecht

§ 1896 BGB
Bestellung eines Betreuers

(1) Kann ein Volljähriger auf Grund einer psychischen Krankheit oder einer körperlichen, geistigen oder seelischen Behinderung seine Angelegenheiten ganz oder teilweise nicht besorgen, so bestellt das Vormundschaftsgericht auf seinen Antrag oder von Amts wegen für ihn einen Betreuer. Den Antrag kann auch ein Geschäftsunfähiger stellen. Soweit der Volljährige auf Grund einer körperlichen Behinderung seine Angelegenheiten nicht besorgen kann, darf der Betreuer nur auf Antrag des Volljährigen bestellt werden, es sei denn, daß dieser seinen Willen nicht kundtun kann.

(2) Ein Betreuer darf nur für Aufgabenkreise bestellt werden, in denen die Betreuung erforderlich ist. Die Betreuung ist nicht erforderlich, soweit die Angelegenheiten des Volljährigen durch einen Bevollmächtigten oder durch andere Hilfen, bei denen kein gesetzlicher Vertreter bestellt wird, ebenso gut wie durch einen Betreuer besorgt werden können.

(3) Als Aufgabenkreis kann auch die Geltendmachung von Rechten des Betreuten gegenüber seinem Bevollmächtigten bestimmt werden.

(4) Die Entscheidung über den Fernmeldeverkehr des Betreuten und über die Entgegennahme, das Öffnen und das Anhalten seiner Post werden vom Aufgabenkreis des Betreuers nur dann erfaßt, wenn das Gericht dies ausdrücklich angeordnet hat.

§ 1897 BGB
Eignung des Betreuers

(1) Zum Betreuer bestellt das Vormundschaftsgericht eine natürliche Person, die geeignet ist, in dem gerichtlich bestimmten Aufgabenkreis die Angelegenheiten des Betreuten zu besorgen und ihn hierbei im erforderlichen Umfang persönlich zu betreuen.

(2) Der Mitarbeiter eines nach § 1908 f anerkannten Betreuungsvereins, der dort ausschließlich oder teilweise als Betreuer tätig ist (Vereinsbetreuer), darf nur mit Einwilligung des Vereins bestellt werden. Entsprechendes gilt für den Mitarbeiter einer in Betreuungsangelegenheiten

Exemplar 9. Wichtigste Auszüge aus dem neuen Betreuungsgesetz

zuständigen Behörde, der dort ausschließlich oder teilweise als Betreuer tätig ist (Behördenbetreuer).

(3) Wer zu einer Anstalt, einem Heim oder einer sonstigen Einrichtung, in welcher der Volljährige untergebracht ist oder wohnt, in einem Abhängigkeitsverhältnis oder in einer anderen engen Beziehung steht, darf nicht zum Betreuer bestellt werden.

(4) Schlägt der Volljährige eine Person vor, die zum Betreuer bestellt werden kann, so ist diesem Vorschlag zu entsprechen, wenn es dem Wohl des Volljährigen nicht zuwiderläuft. Schlägt er vor, eine bestimmte Person nicht zu bestellen, so soll hierauf Rücksicht genommen werden. Die Sätze 1 und 2 gelten auch für Vorschläge, die der Volljährige vor dem Betreuungsverfahren gemacht hat, es sei denn, daß er an diesen Vorschlägen erkennbar nicht festhalten will.

(5) Schlägt der Volljährige niemanden vor, der zum Betreuer bestellt werden kann, so ist bei der Auswahl des Betreuers auf die verwandtschaftlichen und sonstigen persönlichen Bindungen des Volljährigen, insbesondere auf die Bindungen zu Eltern, Kindern und zum Ehegatten, sowie auf die Gefahr von Interessenkonflikten Rücksicht zu nehmen.

§ 1898 BGB
Übernahmepflicht

(1) Der vom Vormundschaftsgericht Ausgewählte ist verpflichtet, die Betreuung zu übernehmen, wenn er zur Betreuung geeignet ist und ihm die Übernahme unter Berücksichtigung seiner familiären, beruflichen und sonstigen Verhältnisse zugemutet werden kann.

(2) Der Ausgewählte darf erst dann zum Betreuer bestellt werden, wenn er sich zur Übernahme der Betreuung bereit erklärt hat.

§ 1899 BGB
Mehrere Betreuer

(1) Das Vormundschaftsgericht kann mehrere Betreuer bestellen, wenn die Angelegenheiten des Betreuten hierdurch besser besorgt werden können. Indiesem Fall bestimmt es, welcher Betreuer mit welchem Aufgabenkreis betraut wird.

(2) Für die Entscheidung über die Einwilligung in eine Sterilisation des Betreuten ist stets ein besonderer Betreuer zu bestellen.

(3) Soweit mehrere Betreuer mit demselben Aufgabenkreis betraut werden, können sie die Angelegenheiten des Betreuten nur gemeinsam

besorgen, es sei denn, daß das Gericht etwas anderes bestimmt hat oder mit dem Aufschub Gefahr verbunden ist.

(4) Das Gericht kann mehrere Betreuer auch in der Weise bestellen, daß der eine die Angelegenheiten des Betreuten nur zu besorgen hat, soweit der andere verhindert ist oder ihm die Besorgung überträgt.

§ 1900 BGB
Betreuungsverein und -behörde

(1) Kann der Volljährige durch eine oder mehrere natürliche Personen nicht hinreichend betreut werden, so bestellt das Vormundschaftsgericht einen anerkannten Betreuungsverein zum Betreuer. Die Bestellung bedarf der Einwilligung des Vereins.

(2) Der Verein überträgt die Wahrnehmung der Betreuung einzelnen Personen. Vorschlägen des Volljährigen hat er hierbei zu entsprechen, soweit nicht wichtige Gründe entgegenstehen. Der Verein teilt dem Gericht alsbald mit, wem er die Wahrnehmung der Betreuung übertragen hat.

(3) Werden dem Verein Umstände bekannt, aus denen sich ergibt, daß der Volljährige durch eine oder mehrere natürliche Personen hinreichend betreut werden kann, so hat er dies dem Gericht mitzuteilen.

(4) Kann der Volljährige durch eine oder mehrere natürliche Personen oder durch einen Verein nicht hinreichend betreut werden, so bestellt das Gericht die zuständige Behörde zum Betreuer. Die Absätze 2 und 3 gelten entsprechend.

(5) Vereinen oder Behörden darf die Entscheidung über die Einwilligung in eine Sterilisation des Betreuten nicht übertragen werden.

§ 1901 BGB
Wohl des Betreuten

(1) Der Betreuer hat die Angelegenheit des Betreuten so zu besorgen, wie es dessen Wohl entspricht. Zum Wohl des Betreuten gehört auch die Möglichkeit, im Rahmen seiner Fähigkeiten sein Leben nach seinen eigenen Wünschen und Vorstellungen zu gestalten.

(2) Der Betreuer hat Wünschen des Betreuten zu entsprechen, soweit dies dessen Wohl nicht zuwiderläuft und dem Betreuer zuzumuten ist. Dies gilt auch für Wünsche, die der Betreute vor der Bestellung des Betreuers geäußert hat, es sei denn, daß er an diesen Wünschen erkennbar nicht festhalten will. Ehe der Betreuer wichtige Angelegenheiten erledigt, bespricht er sie mit dem Betreuten, sofern dies dessen Wohl nicht zuwiderläuft.

(3) Innerhalb seines Aufgabenkreises hat der Betreuer dazu beizutragen, daß Möglichkeiten genutzt werden, die Krankheit oder Behinderung des Betreuten zu beseitigen, zu bessern, ihre Verschlimmerung zu verhüten oder ihre Folgen zu mildern.

(4) Werden dem Betreuer Umstände bekannt, die eine Aufhebung der Betreuung ermöglichen, so hat er dies dem Vormundschaftsgericht mitzuteilen. Gleiches gilt für Umstände, die eine Einschränkung des Aufgabenkreises ermöglichen oder dessen Erweiterung, die Bestellung eines weiteren Betreuers oder die Anordnung eines Einwilligungsvorbehalts (§ 1903) erfordern.

§ 1901 a
Ablieferung einer Betreuungsverfügung

Wer ein Schriftstück besitzt, in dem jemand für den Fall seiner Betreuung Vorschläge zur Auswahl des Betreuers oder Wünsche zur Wahrnehmung der Betreuung geäußert hat, hat es unverzüglich an das Vormundschaftsgericht abzuliefern, nachdem er von der Einleitung eines Verfahrens über die Bestellung eines Betreuers Kenntnis erlangt hat.

§ 1902 BGB
Betreuer als gesetzlicher Vertreter

In seinem Aufgabenkreis vertritt der Betreuer den Betreuten gerichtlich und außergerichtlich.

§ 1903 BGB
Einwilligungsvorbehalt

(1) Soweit dies zur Abwendung einer erheblichen Gefahr für die Person oder das Vermögen des Betreuten erforderlich ist, ordnet das Vormundschaftsgericht an, daß der Betreute zu einer Willenserklärung, die den Aufgabenkreis des Betreuers betrifft, dessen Einwilligung bedarf (Einwilligungsvorbehalt). Die §§ 108 bis 113, 131 Abs. 2 und § 206 gelten entsprechend.

(2) Ein Einwilligungsvorbehalt kann sich nicht erstrecken auf Willenserklärungen, die auf Eingehung einer Ehe gerichtet sind, auf Verfügungen von Todes wegen und auf Willenserklärungen, zu denen ein beschränkt Geschäftsfähiger nach den Vorschriften des Vierten und Fünften Buches nicht der Zustimmung seines gesetzlichen Vertreters bedarf.

(3) Ist ein Einwilligungsvorbehalt angeordnet, so bedarf der Betreute dennoch nicht der Einwilligung seines Betreuers, wenn die Willenserklärung dem Betreuten lediglich einen rechtlichen Vorteil bringt. Soweit das Gericht nichts anderes anordnet, gilt dies auch, wenn die Willenserklärung eine geringfügige Angelegenheit des täglichen Lebens betrifft.

(4) § 1901 Abs. 4 gilt entsprechend.

§ 1904 BGB
Ärztliche Maßnahmen

Die Einwilligung des Betreuers in eine Untersuchung des Gesundheitszustandes, eine Heilbehandlung oder einen ärztlichen Eingriff bedarf der Genehmigung des Vormundschaftsgerichts, wenn die begründete Gefahr besteht, daß der Betreute auf Grund der Maßnahme stirbt oder einen schweren und länger dauernden gesundheitlichen Schaden erleidet. Ohne die Genehmigung darf die Maßnahme nur durchgeführt werden, wenn mit dem Aufschub Gefahr verbunden ist.

§ 1905 BGB
Sterilisation

(1) Besteht der ärztliche Eingriff in einer Sterilisation des Betreuten, in die dieser nicht einwilligen kann, so kann der Betreuer nur einwilligen, wenn

1. die Sterilisation dem Willen des Betreuten nicht widerspricht,
2. der Betreute auf Dauer einwilligungsunfähig bleiben wird,
3. anzunehmen ist, daß es ohne die Sterilisation zu einer Schwangerschaft kommen würde,
4. infolge dieser Schwangerschaft eine Gefahr für das Leben oder die Gefahr einer schwerwiegenden Beeinträchtigung des körperlichen oder seelischen Gesundheitszustandes der Schwangeren zu erwarten wäre, die nicht auf zumutbare Weise abgewendet werden könnte, und
5. die Schwangerschaft nicht durch andere zumutbare Mittel verhindert werden kann.

Als schwerwiegende Gefahr für den seelischen Gesundheitszustand der Schwangeren gilt auch die Gefahr eines schweren und nachhaltigen Leides, das ihr drohen würde, weil vormundschaftsgerichtliche Maßnahmen, die mit ihrer Trennung vom Kind verbunden wären (§§ 1666, 1666 a), gegen sie ergriffen werden müßten.

(2) Die Einwilligung bedarf der Genehmigung des Vormundschaftsgerichts. Die Sterilisation darf erst zwei Wochen nach Wirksamkeit der Genehmigung durchgeführt werden. Bei der Sterilisation ist stets der Methode der Vorzug zu geben, die eine Refertilisierung zuläßt.

§ 1906 BGB
Genehmigung einer Unterbringung

(1) Eine Unterbringung des Betreuten durch den Betreuer, die mit Freiheitsentziehung verbunden ist, ist nur zulässig, solange sie zum Wohl des Betreuten erforderlich ist, weil

1. auf Grund einer psychischen Krankheit oder geistigen oder seelischen Behinderung des Betreuten die Gefahr besteht, daß er sich selbst tötet oder erheblichen gesundheitlichen Schaden zufügt, oder
2. eine Untersuchung des Gesundheitszustandes, eine Heilbehandlung oder ein ärztlicher Eingriff notwendig ist, ohne die Unterbringung des Betreuten nicht durchgeführt werden kann und der Betreute auf Grund einer psychischen Krankheit oder geistigen oder seelischen Behinderung die Notwendigkeit der Unterbringung nicht erkennen oder nicht nach dieser Einsicht handeln kann.

(2) Die Unterbringung ist nur mit Genehmigung des Vormundschaftsgerichts zulässig. Ohne die Genehmigung ist die Unterbringung nur zulässig, wenn mit dem Aufschub Gefahr verbunden ist; die Genehmigung ist unverzüglich nachzuholen.

(3) Der Betreuer hat die Unterbringung zu beenden, wenn ihre Voraussetzungen wegfallen. Er hat die Beendigung der Unterbringung dem Vormundschaftsgericht anzuzeigen.

(4) Die Absätze 1 bis 3 gelten entsprechend, wenn dem Betreuten, der sich in einer Anstalt, einem Heim oder einer sonstigen Einrichtung aufhält, ohne untergebracht zu sein, durch mechanische Vorrichtungen, Medikamente oder auf andere Weise über einen längeren Zeitraum oder regelmäßig die Freiheit entzogen werden soll.

§ 1907 BGB
Genehmigung einer Wohnungsauflösung

(1) Zur Kündigung eines Mietverhältnisses über Wohnraum, den der Betreute gemietet hat, bedarf der Betreuer der Genehmigung des Vormundschaftsgerichts. Gleiches gilt für eine Willenserklärung, die auf die Aufhebung eines solchen Mietverhältnisses gerichtet ist.

(2) Treten andere Umstände ein, auf Grund derer die Beendigung des Mietverhältnisses in Betracht kommt, so hat der Betreuer dies dem Vormundschaftsgericht unverzüglich mitzuteilen, wenn sein Aufgabenkreis das Mietverhältnis oder die Aufenthaltsbestimmung umfaßt. Will der Betreuer Wohnraum des Betreuten auf andere Weise als durch Kündigung oder Aufhebung eines Mietverhältnisses aufgeben, so hat er dies gleichfalls unverzüglich mitzuteilen.

(3) Zu einem Miet- oder Pachtvertrag oder zu einem anderen Vertrag, durch den der Betreute zu wiederkehrenden Leistungen verpflichtet wird, bedarf der Betreuer der Genehmigung des Vormundschaftsgerichts, wenn das Vertragsverhältnis länger als vier Jahre dauern oder vom Betreuer Wohnraum vermietet werden soll.

Streß-Liste für das Pflegepersonal in der Demenzversorgung

Alle unten angeführten Feststellungen gehen auf Gefühle und Vorstellungen ein, die beim Umgang mit alzheimerkranken Heimbewohnern und solchen mit ähnlichen Krankheiten auftreten können. Bitte kreuzen Sie für jede Aussage an, wie oft sie in dieser Form auf Sie zutrifft.

	Niemals	Selten	Manchmal	Häufig	Nahezu immer
1. Die Vergeßlichkeit geht mir auf die Nerven.					
2. Diese Heimbewohner sollten mehr für sich selbst tun.					
3. Ich habe Angst, daß diese Heimbewohner gewalttätig werden und jemanden verletzen.					
4. Mir wird es zuviel, alles zu wiederholen.					
5. Ihre Familien schätzen unsere Arbeit nicht.					
6. Ihre lallende und unzusammenhängende Sprache geht mir auf die Nerven.					
7. Ich kann mich nur schwer mit ihnen verständigen.					
8. Es macht mich verrückt, wenn sie Probleme verleugnen und andere für ihre Fehler verantwortlich machen.					
9. Es macht mich müde, mit diesen Heimbewohnern zu arbeiten.					
10. Es ist schwer hinzunehmen, was mit diesen Heimbewohnern passiert.					
11. Ich werde ängstlich und frustriert, wenn ich mit diesen Leuten arbeite.					
12. Ich denke, es wäre besser, mehr Medikamente zu geben.					
13. Ich habe Probleme, mit ihren Familien zu reden.					
14. Auch zuhause muß ich häufig noch über meine Arbeit nachdenken.					
15. Diese Heimbewohner sollten dankbarer sein.					
16. Ich mache mir Sorgen, daß sie weglaufen.					
17. Es dauert zu lange, ihnen zu helfen.					
18. Es bedrückt mich zu sehen, wie hilflos sie werden.					
19. Ich bräuchte eine bessere Ausbildung für die Arbeit.					
20. Es ist schwer ihr Verhalten den Familien anderer Heimbewohner zu erklären.					

Exemplar 10. Streßliste für das Pflegepersonal und für Pflegepersonen in der Demenzversorgung. (Aus: Gruetzner 1992)
Bei zu häufigem Auftreten der Kategorie »nahezu immer« ist im Falle des Pflegepersonals ärztliche Hilfe und im Falle der Pflegepersonen Hilfe durch die Sozialstationen in Anspruch zu nehmen.

Streß-Liste für Pflegepersonen

Betreuer: ______________ Datum: ______________ Alter: ____

Betreuter: __________ Alter: ____ Dauer der Pflege: __________

Bitte machen Sie immer ein Kreuz pro Frage!	Niemals	Selten	Manchmal	Häufig	Nahezu immer
1. Ich fühle mich unwohl, wenn ich meinen Verwandten alleine lasse.					
2. Der Ärger nimmt mich stark mit.					
3. Ich werde müde, immer die ganze Arbeit zu machen.					
4. Die Familie versteht nicht, was ich hier durchmache.					
5. Keiner versteht, was hier geschieht.					
6. Die anderen Familienmitglieder könnten schon mehr mithelfen.					
7. Ich sehne mich danach, meine Freunde häufiger zu sehen.					
8. Das Verhalten des Kranken ärgert mich.					
9. Es ist schwer, diese Diagnose zu akzeptieren.					
10. Es ist hart für meine Familie, die Diagnose zu akzeptieren.					
11. Ich fühle mich mehr angespannt und nervös.					
12. Ich habe eine Menge finanzieller Probleme.					
13. Der Kranke verlangt zu viel von mir.					
14. Ich fühle mich von Ärzten und anderen professionellen Helfern verlassen.					
15. Ich spüre, wie meine Gesundheit darunter leidet.					
16. Mir fällt es schwer, Entscheidungen zu treffen.					
17. Ich brauche mehr Ruhe und Schlaf.					
18. Die Familie denkt, ich sollte mehr tun.					
19. Ich bräuchte mehr Zeit für mich.					
20. Ich bin unfähig wegzugehen oder das zu tun, was ich zur Entspannung tun müßte.					
21. Das Verhalten meiner Familie regt mich auf.					
22. Ich werde leicht reizbar, wenn ich mit den Familienangehörigen spreche.					
23. Ich merke, daß ich mehr Hilfe brauche.					
24. Ich fühle mich zunehmend isoliert.					
25. Ich habe Angst vor der Zukunft.					

1. Was ist zunächst zu tun?

a) Verschaffen Sie sich einen Überblick über Pflegeeinrichtungen in erreichbarer Nähe, die *Heimadressen* erhalten Sie bei den Beratungsstellen (Gemeinde/Stadtverwaltung, Krankenhaussozialdienst, Wohlfahrtsverbände). Eine Übersicht über das Heimangebot im gesamten Bundesgebiet enthält das Altenheim-Adreßbuch des Vincentz-Verlages, Hannover, das auch in vielen Bibliotheken ausliegt.

b) Nicht jedes Heim ist für einen demenzkranken älteren Menschen geeignet. Deshalb ist es sinnvoll, eine *Vorauswahl* zu treffen. Entscheidend ist nicht die Trägerschaft, sondern die Eignung: unseres Erachtens ist es allenfalls zweitrangig, ob das Heim einen kommunalen, einen freigemeinnützigen oder einen privatgewerblichen Träger hat, sofern die im folgenden beschriebenen Qualitätsanforderungen an die Betreuung Demenzkranker mehrheitlich erfüllt sind.

Leider enthalten viele Adressenlisten keine näheren Angaben zu den einzelnen Heimen. Vor einer Besichtigungsvereinbarung sollten Sie daher telephonisch folgende Fragen klären:

Werden motorisch unruhige, weglaufgefährdete Demenzkranke aufgenommen?

Werden diese Personen offen oder in sogenannten beschützenden (geschlossenen) Stationen betreut?

Die für Demenzkranke in Frage kommenden Heime lösen die Aufgabe, den besonderen Schutz der Kranken zu gewährleisten, auf verschiedene Weise. Neben der offenen Betreuung auf allgemeinen Pflegestationen gibt es:

- innerhalb eines Heimes einzelne beschützende (geschlossene) Abteilungen;
- geschlossene Heime mit mehreren Stationen, wobei innerhalb des Hauses volle Bewegungsfreiheit herrscht, der Weg nach draußen aber versperrt ist;
- Heime mit interner Tagesbetreuung, die besonders unruhige demenzkranke Bewohner tagsüber in kleinen Gruppen zusammenführen und in eigenen Gruppenräumen ihren Bedürfnissen entsprechend betreuen.

Exemplar 11. Arbeitsblatt zur Beurteilung von Hilfseinrichtungen. (Aus: Deutsche Alzheimer Gesellschaft e. V., G.-F. Häberle u. M. Müllers-Stein)

Der Schweregrad einer dementiellen Erkrankung alleine rechtfertigt nicht die Unterbringung auf einer geschlossenen Station! **Wegen ihres höheren Freiheitsgrades sind Allgemeinstationen prinzipiell vorzuziehen.** Jedoch steht dort für die zeitintensive qualifizierte Betreuung von Demenzkranken häufig zu wenig Personal zur Verfügung. Geschlossene Stationen haben demgegenüber den Vorteil, daß für sie vom übergeordneten Kostenträger deutlich mehr Personal bewilligt wird, was eine qualifizierte Betreuung ermöglicht. Auch besteht mehr Toleranz gegenüber den krankheitsbedingten Verhaltensauffälligkeiten, die in offenen Pflegestationen mit geistig rüstigen Bewohnern nicht selten zu Unverträglichkeiten unter den Bewohnern und zur Ablehnung des Demenzkranken führen.

c) Vereinbaren Sie mit den Heimen, die in die engere Wahl kommen, telephonisch einen *festen Gesprächstermin.* Dies ist empfehlenswert, damit Ihr Gesprächspartner – meist der Heimleiter bzw. die Heimleiterin – dann auch wirklich Zeit für Sie hat.

d) Viele Heime verlangen bereits bei der rechtsverbindlichen Anmeldung die Vorlage eines Betreuerausweises (bisher: Bestallung), d. h. *die Genehmigung durch das Vormundschaftsgericht,* daß z. B. Sie als Angehöriger den Kranken gesetzlich vertreten dürfen. Die Anordnung der Betreuung ist rechtzeitig beim zuständigen Vormundschaftsgericht zu beantragen, spätestens jedoch zum Termin des Heimeinzugs.

Bitte bedenken Sie, daß jede Schutzmaßnahme für Demenzkranke (verschlossene Türen; das Zurückhalten an der Pforte; Trickschlösser; Videoüberwachung u. ä.; Bettgitter bzw. das Fixieren des Betroffenen an Bett oder Stuhl) zugleich eine freiheitsentziehende Maßnahme ist und der Genehmigung durch das zuständige Vormundschaftsgericht bedarf! Der vom Vormundschaftsgericht eingesetzte Betreuer muß jede freiheitsentziehende Maßnahme erst beantragen und genehmigen lassen und im Falle eines Mißbrauchs das Vormundschaftsgericht umgehend informieren.

e) Wenn Sie als Angehöriger die *Kosten* für das am besten geeignete Pflegeheim nicht selbst aufbringen können, müssen Sie, sobald Ihre Entscheidung feststeht, beim überörtlichen Sozialhilfeträger (Bezirk bzw. Landschaftsverband) Sozialhilfe beantragen. Dabei wird Ihnen das jeweilige Heim behilflich sein.

2. Wir empfehlen Ihnen, mit der Suche nach einem geeigneten Heimplatz frühzeitig zu beginnen, selbst wenn Sie eine Heimübersiedelung Ihres Angehörigen zunächst nicht in Erwägung ziehen:

a) für viele Heime bestehen lange Wartefristen, insbesondere für Heime mit gutem Ruf;

b) die endgültige Entscheidung für ein bestimmtes Heim ist mit vielen Gängen verbunden und daher zwangsläufig zeitaufwendig.

3. Allgemeine Hinweise

a) Gehen Sie nach Möglichkeit nicht alleine zum Besichtigungstermin, sondern nehmen Sie eine Person Ihres Vertrauens mit, mit der Sie danach Ihre Eindrücke austauschen können.

b) Der Heimleiter / die Heimleiterin sollte nicht Ihr alleiniger Informant sein. Versuchen Sie, je nach Situation mit der Pflegedienstleitung, mit Schwestern und Pflegern, mit einem Heimbeiratsmitglied und Angehörigen von Bewohnern ins Gespräch zu kommen.

c) Haben Sie keine Hemmungen, nach Abschluß des offiziellen Rundgangs zu fragen, ob Sie sich noch eine Weile alleine im Gemeinschaftsraum oder im Foyer aufhalten dürfen, um noch einige atmosphärische Eindrücke zu sammeln.

4. Darauf sollten Sie beim Besichtigungsrundgang besonders achten:

a) *Wird vor Betreten des Zimmers angeklopft?*

Leider werden in Heimen nicht selten die Zimmertüren der Bewohner mit einer Selbstverständlichkeit vom Pflegepersonal / von der Heimleitung aufgerissen, die den „rechtlosen" Status der Bewohner auf erschreckende Weise deutlich macht. Dabei dient das Öffnen der Türe oft nicht einmal einer notwendigen Pflegeleistung, sondern befriedigt nur den neugierigen Blick des Besuchers.

b) *Wird im Beisein des Bewohners geringschätzig oder sogar abwertend über ihn gesprochen?*

Leider kommt es immer wieder vor, daß eine Pflegekraft bei der Führung durch die Station oder das Heim nicht mit den Bewohnern redet, sondern diese regelrecht „vorführt".

c) *Wird die Intimsphäre auch schwerstdementer Pflegebedürftiger gewahrt? Werden z. B. bei Pflegehandlungen die Türen geschlossen?*

d) Zur Wahrung der Persönlichkeitsrechte gehört auch eine respektvolle Anrede. *Werden die Bewohner korrekt mit ihrem Familiennamen angesprochen (gesiezt)?*

e) *Sind die Bewohner der Tageszeit entsprechend gekleidet oder hat man sie „pflegeleicht" ausstaffiert und läßt sie den ganzen Tag im Trainingsanzug oder im Bademantel rumlaufen? Trägt die Kleidung noch Spuren des Wochen-Speisezettels (wir meinen also nicht das kleine Malheur, das eben erst passiert ist)? Sind die Männer frisch rasiert?*

Ungewohnte Kleidung verstärkt die Unselbständigkeit des Bewohners. Deshalb gehört es bei diesem Personenkreis zur Therapie, durch die Benützung der altvertrauten eigenen Garderobe (selbst wenn diese stark abgetragen sein sollte) die Erinnerung an frühere Gewohnheiten und erlernte Handfertigkeiten wach zu halten; dies trägt nicht unwesentlich dazu bei, den Einzelnen im Rahmen seiner Möglichkeiten zu befähigen, sich so lange wie möglich selbständig an- und ausziehen und die Toilette aufsuchen zu können. Gleichzeitig vermittelt Kontinuität in Kleidungsdingen dem demenzkranken Bewohner auch eine gewisse Sicherheit und Geborgenheit.

f) *Macht die Station einen menschenverlassenen Eindruck, herrscht dort eine unnatürliche Stille?*

Im Normalfall müßte man nämlich – selbst auf einer Pflegestation – außerhalb der Nacht- und Mittagsruhe einen Teil der Bewohner in den Gemeinschaftsräumen etc. vorfinden, denn im allgemeinen ist, gute Pflege und Betreuung vorausgesetzt, nur ein Bruchteil tatsächlich ständig bettlägerig.

g) *Sieht man den Räumen an, daß in ihnen gewohnt wird?*

Fraglos muß im Pflegebereich große Sorgfalt auf die Hygiene verwandt werden. Wir empfehlen jedoch, diesen Punkt nicht überzubewerten. Wenn nämlich in den Räumen wirklich gelebt und gewohnt wird, ist es nur natürlich, daß sich nicht jeder Tisch in klinischer Sauberkeit präsentiert, sondern daß z. B. Tageszeitungen, Illustrierte, Spiele etc. herumliegen und nicht jede Flasche und jedes Glas sofort nach der Mahlzeit wieder abgeräumt wird.

Es sollte freilich keine angetrockneten Essensreste und keine verdreckten Tischdecken usw. geben ...

Alzheimer-Gesellschaften, Angehörigengruppen und Tagespflegeeinrichtungen in Deutschland (Städte alphabetisch geordnet)

Selbsthilfegruppe für Angehörige von Alzheimer-Kranken, Aachener Kontakt- und Informationsstelle für Selbsthilfe, VHS Aachen, Peterstraße 21–25, *52062 Aachen*, Tel.: 0241-4 90 09

Tagespflegehaus der FAUNA e.V., Luisenstr. 17, *52070 Aachen*, Tel.: 0241-51 44 95

Tagesbetreuung im Altenheim Heilig Geist, Heinrichallee 56–58, *52062 Aachen*, Tel.: 0241-50 80 38

Tagespflege für Senioren, Mühldorfer Str. 16 a, *84503 Altötting*, Tel.: 08671-5 06 60

Seniorentagesstätte im BRK-Seniorenheim Alzenau, Bachstr. 2, *63755 Alzenau*, Tel.: 06023-60 55

Tages- und Kurzzeitpflegestation Wallmenich-Haus, Destonchesstr. 10, *32224 Amberg*

Verein für Alzheimer- und Demenzerkrankte und deren Angehörige e.V., Neuburger Straße 24, *86167 Augsburg*, Tel. 0821-71 12 40

Informations- und Beratungsstelle Altenhilfe, Caritasverband für die Diözese Augsburg, Auf dem Kreuz 41, *86152 Augsburg*, Tel.: 0821-31 56-231

Leben und Pflegen, Angehörigenberatung, Margaretenstraße 8/I, *86150 Augsburg*, Tel.: 0821-34 29 03

Altenzentrum Oberhausen – Sanderstift –, Zollernstraße 81–85, *86154 Augsburg*

Altenheim St. Margareth, Margarethenstraße 8, *86150 Augsburg*

ASB-Tagespflege, Beim Rabenbad 1, *86150 Augsburg*, Tel. 0821-51 36 02

ASB-Tagespflege, Fritz-Hintermayr-Str. 7, *86159 Augsburg*, Tel.: 0821-58 11 13

BRK-Tagespflegegruppe, Johann-Strauß-Strasse 11, *86179 Augsburg*

Angehörigengruppe Kreis Ravensberg, Am Sonnenbühl 18, *88326 Aulendorf*, Tel.: 07525-82 72

Tagespflegeheim, Altenhilfe e.V. Bad Dürkheim, Carl-Korbann-Str. 3, *67098 Bad Dürkheim*, Tel.: 06322-6 33 56

Gruppe für Angehörige von Alzheimer-Patienten, Quellenstraße 166, *34537 Bad Wildungen*, Tel.: 05621-41 54

Exemplar 12. Alzheimer-Gesellschaften, Selbsthilfegruppen und Tagespflegeeinrichtungen in Deutschland

Selbsthilfegruppe »Alzheimer-Krankheit«, Bahnhofstr. 46, *21698 Bargstedt*, Tel.: 04162-60 12-322

Alzheimer Gesellschaft Berlin, Psychiatrische Klinik und Poliklinik der Freien Universität, Abt. Gerontopsychiatrie, Reichsstraße 15, *14052 Berlin*, Tel.: 030-30 03 81 70

Selbsthilfegruppe Berlin, Bohm-Schuch-Weg 13, *12351 Berlin*, Tel.: 030-6 04 86 75

SEKIS, Albrecht-Achilles-Str. 65, *10709 Berlin*, Tel.: 030-8 91 60 96

Tagespflege im Haus des älteren Bürgers GmbH, Werbellinstr. 42, *12053 Berlin*, Tel.: 030-6 81 80 62

Freie Altenarbeit Tagespflegehaus e.V., Wilbrandstr. 19a, *33604 Bielefeld*, Tel.: 0521-28 60 55

Gerontopsychiatrische Tagesstätte, Moltkestr. 3, *33615 Bielefeld*, Tel.: 0521-13 36 81-82

Tagespflege Rosenhöhe, An der Rosenhöhe 24, *33647 Bielefeld*, Tel.: 0521-44 76 85

Haus am Maienplatz, Waldburgstraße 1, *71032 Böblingen*, Tel.: 07031-22 70 67

Arbeiterwohlfahrt Bundesverband e.V., Referat Altenhilfe, Oppener Strasse 130, *53119 Bonn*, Tel.: 0228 – 6 68 51 57

TPH der Stadt Bonn, Breitestr. 109–113, *53111 Bonn*, Tel.: 0228-77 38 48

Gesprächskreis pflegender Angehöriger, Ambulante Betreuung hilfs- und pflegebedürftiger Menschen e.V., Gerstäckerstr. 27, *38102 Braunschweig*, Tel.: 0531-7 64 61

Interessengruppe der Angehörigen von Alzheimer-Erkrankten, Wörtherstraße 45, *28211 Bremen*, Tel.: 0421-44 70 70 oder 3 40 31 56

TPH im Caritas Altenzentrum St. Michael, Kornstr. 383, *28201 Bremen*, Tel.: 0421-87 40 11

Tagespflege der Heimstätte am Grambker See, Hinterm Grambker Dorfe 3, *28719 Bremen*, Tel.: 0421-6 49 00-41

Caritasverband Altentagesstätte Bühl und Sinsheim, Mühlenstr. 12, *77815 Bühl*

Angehörigengruppe am Sozialpsychiatrischen Dienst Dachau, Augsburger Strasse 39, *85221 Dachau*, Tel.: 08131-60 56

Tagespflege im Johanniterheim Dannenberg, Lüchower Str. 69, *29451 Dannenberg*, Tel.: 05861-3 51

Tagesstätte Altenhorst, Darmstädter Pflegedienst, Hügelstr. 47, *64283 Darmstadt*, Tel.: 06151-2 18 15

Alzheimer Gesellschaft Dortmund e.V., Geßlerstr. 14, *44141 Dortmund*, Tel.: 0231- 59 76 45

Aktivierende Tagespflege im Seniorenzentrum »Eugen-Krautscheid-Haus«, Lange Str. 42, *44137 Dortmund*, Tel.: 0231-1 69 29

Alzheimer Gesellschaft Heidelberg, Postfach 1253, *69216 Dossenheim*, Tel.: 06221-86 24 01 oder 1 42 90

Angehörigengruppe Dossenheim, Im Linsenbühel 1, *69221 Dossenheim*, Tel.: 06221-8 57 83

TPH im Haus Dietrichsroth, Pflegeheim der Bürgerhilfe Dreieich e.V., Taunusstr. 54/56, *63303 Dreieich*, Tel.: 06103-8 20 14

Alzheimer-Gesellschaft Düsseldorf-Mettmann, Bergische Landstraße 2, *40629 Düsseldorf*, Tel.: 0211-2801-234, -450 oder 48 33 21

Selbsthilfegruppe Düsseldorf, Institut für Lebensberatung, Willi-Becker-Allee 10, *40227 Düsseldorf*, Tel.: 0211-28 01-236

Heinrich-Zschokke-Tagespflegehaus e.V., Hagener Str. 60, *40625 Düsseldorf*, Tel.: 0211-29 95 82

Städt. TPH in der Altenheimstatt Flehe, Himmelgeister Str. 236, *40225 Düsseldorf*, Tel.: 0211-33 96-234

TPH im DRK Zentrum Gerresheim, Lohbachweg 31–35, *40625 Düsseldorf*, Tel.: 0211-23 71 21-23

Club pflegender Angehöriger, DRK-Familienbildungswerk, Haus der Familie, Erftstraße 14, *47051 Duisburg*, Tel.: 0203-33 10 94

Hort für Demente, Hauptstraße 90, *91054 Erlangen*

Reinhold-Schneider-Haus, Tagesstätte für Senioren, Goethestr. 93, *45130 Essen*, Tel.: 0201-77 55 14

Gesprächsgruppe für pflegende Angehörige von hilfsbedürftigen alten Menschen, Haus der Familie, Wrangelstraße 18, *24937 Flensburg*, Tel.: 0461-58 13 48

Hufeland Haus, Wilhelmshöherstr. 34, *60389 Frankfurt/M.*, Tel.: 096/4704/281, Telefax: 069/4704/315

Tagespflegeheim – Sozial- und Rehabilitationszentrum West, Alexanderstr. 94–96, *60489 Frankfurt/M.*, Tel.: 069-78 99 30

TPH im Sozialzentrum Marbachweg, Dörpfeldstr. 6, *60435 Frankfurt/M.*, Tel. 069-54 80 08-65

Selbsthilfegruppe für Angehörige von Alzheimer-Kranken, Diakonisches Werk Freiburg, Dreisamstraße 3–5, *79098 Freiburg i. Br.*, Tel.: 0761-3 68 91-0

Tagesheim im Haus Schloßberg, Hermannstr. 14, *79098 Freiburg i. Br.*, Tel. 0761-3 19 13-36

Tagespflege für Senioren und Behinderte, Vinzentiusstr. 58, *83395 Freilassing*, Tel.: 08654-14 60

Tagespflegeeinrichtung Freising, Kölbstr. 2, *85356 Freising*, Tel.: 08161-6 55 73

BRK-Tagespflege für Senioren, Raismüllerstr. 15, *82131 Gauting*, Tel.: 08151-2 60 20

TPH im Pflegeheim in Meerholz, Hanauer Landstr. 2, *63571 Gelnhausen-Meerholz*, Tel.: 06051-60 09 13

TPH im Breitwiesenhaus, Bergheimer Weg 45, *70839 Gerlingen*, Tel.: 07156-2 30 41

Gerontopsychiatrische Tagesstätte, Christophsbad, Franziskanerstr. 16, *73033 Göppingen*

Herbstzeitlose e.V., Hospitalstr. 20, *37073 Göttingen*

Tagespflegestätte des Seniorenheims Goldbach, Weidenbörner Str. 26, *63773 Goldbach*, Tel.: 06021-5 30 18 oder 5 30 19

Tagespflegestätte »Daheim e.V.«, Fritz-Blank-Str. 9, *33334 Gütersloh*, Tel.: 05241-58 06 33

«Alzheimer-Gruppe« bei der Beratungsstelle für ältere Menschen und ihre Angehörigen, Martinistraße 29, *20251 Hamburg*, Tel.: 040-4 60 32 58

Angehörigengruppe bei der Hamburger Gesundheitshilfe e.V., Beratungsstelle für den Umgang mit Schwerstkranken, Dauerkranken und Sterbenden, Hofweg 77 b, *22085 Hamburg*, Tel.: 040-22 52 53

Tagespflege Ottensen, Hohenzollernring 15, *22763 Hamburg*, Tel.: 040-8 80 85 75

Tagespflegestätte der Diakonie-Station Wilhelmsburg e.V., Sanitastr. 10, *21107 Hamburg*, Tel.: 040-75 99 27

Tagespflege am Ring, 164er Ring 7, *31785 Hameln*, Tel.: 05151-2 78 36

DRK-Tagespflegeheim und Begegnungsstätte, Brüder Str. 59, *59065 Hamm*, Tel.: 02381-1 20 72

TPH der Martin-Luther-Stiftung Hanau, Martin-Luther-Anlage 8, *63450 Hanau*, Tel.: 06181-29 02 21

Alzheimer Gesellschaft Hannover, Medizinische Hochschule Psychiatrische Poliklinik I, Postfach 61 01 80, *30625 Hannover*, Tel.: 0511-5 32 31 87

Angehörigengruppe, Schleiermacherstraße 19, *30625 Hannover*, Tel.: 0511-55 44 78

Gerontopsychiatrische Tagesstätte, Mönchseehaus, Mönchseestr. 43/1, *74072 Heilbronn*

Angehörigengruppe für Angehörige demenzkranker Menschen, Staatliches Gesundheitsamt Heilbronn, Uhlandstraße 12, *74072 Heilbronn*, Tel.: 07131-64 38 08

Altenheim, Kemptener Str. 13, *87509 Immenstadt i. Allgäu*

Seniorenbetreuung R. Klinger, Am Schlachtbichl 45, *87660 Irsee*

Seniorentagespflegestätte des Caritasverbandes für den Landkreis Aschaffenburg e.V., Weingartenstr. 9, *63796 Kahl/Main*, Tel.: 06188-8 12 38

Seniorentagespflegestätte im Haus der Begegnung, Am Osborn 1a, *63791 Karlstein*, Tel.: 06188-7 75 16

Tagespflegestätte Renthof, Renthof 3, *34117 Kassel*, Tel.: 0561-7 15 38, Fax: 0561-77 57 30

GAAD, Gesprächskreis für Angehörige demenzkranker Menschen, Radlerstraße 70, *87600 Kaufbeuren*, Tel.: 08341/6 62 13

Selbsthilfegruppe Frankfurt, Altenhainerstr. 29, *65779 Kelheim/Ts.*, Tel.: 069-63 01-74 80

Gruppe für pflegende Angehörige psychisch kranker alter Menschen, Bezirkskrankenhaus Kempten, Freudental 1, *87435 Kempten*, Tel.: 0831-2 60 95

Seniorenpflegestätte »St. Lukas«, Kirchstr. 58, *63801 Kleinostheim*, Tel.: 06027-6 58 99

Servicehaus der Arbeiterwohlfahrt, Tagespflegeeinrichtung, Bocksberg 6, *24149 Kiel*, Tel.: 0431-20 13 33

Alzheimer-Gruppe Koblenz, AOK Koblenz, Rizzastraße 11, *56068 Koblenz*, Tel.: 0261-39 04-118 oder 0261-16 26

Angehörigengruppe Koblenz an der AOK Koblenz, Rizzastraße/Ecke Südallee, *56068 Koblenz*, Tel.: 0261-39 04-176

Altentagesstätte, Geschwister de Hay'sche Stiftung, Karl-Härle-Str. 1–5, *56075 Koblenz-Karthause*, Tel.: 0261-501-1

Alzheimer Gesellschaft Köln e.V., Selbsthilfetreffen für Angehörige von Alzheimer-Patienten und geistig verwirrte ältere Menschen beim Caritasverband der Stadt Köln, Telegraphenstraße 35, *50676 Köln*, Tel.: 0221-20 19-274

Tagespflege im Marie-Juchacz-Altenzentrum 1, Rhonestr. 5, *50765 Köln*, Tel.: 0221-70 23-423

Tagespflege im Worringer Bahnhof, Kempener Str. 135, *50733 Köln*

Verein für Kranken- und Hauspflege, Schulstr. 6, *73257 Köngen*

Tagespflege im Karl-Schröder-Haus, Langforter Str. 74, *40764 Langenfeld*, Tel.: 02173-7 00 45-46

Seniorenzentrum Laufen, Rottmayrstr. 7, 83410 Laufen, Tel.: 08682-93 77 oder -85

Gruppe für Angehörige von Demenzkranken, Sozialstation, Leiblachstraße 13, *88131 Lindau/Bodensee*, Tel.: 08382-7 90 88

Angehörigengruppe für Angehörige von Alzheimer-Patienten, Gesundheitsamt Mainz, Große Langgasse 29, *55116 Mainz*, Tel.: 06131-2 07 91

Angehörigengruppe (Alzheimer-Gruppe), Zentralinstitut für Seelische Gesundheit, Postfach 5970, J 5, *68159 Mannheim*, Tel.: 0621-17 03-721

Tagespflege im Seniorenstift Schillerhöhe, Steigäckerstraße 3–5, *71672 Marbach-Bottwartal*, Tel.: 07144-50 45

Gruppe für Angehörige demenzkranker Menschen, Ambulante Kranken- und Altenpflege e.V., Marienstraße 3, 86415 Mering, Tel.: 08233-9 22 88

Alzheimer-Angehörigen-Selbsthilfegruppe Emsland, Efeuweg 1, *49716 Meppen*, Tel.: 05931-1 67 40

Selbsthilfegruppe Mettmann im DRK Kreisverbandskrankenhaus, Bahnstraße 55, *40822 Mettmann*, Tel.: 0211-28 01-235

Angehörigengruppe, Soziale Beratungsstelle des BRK-Kreisverbandes Unterallgäu, Landsberger Straße 4, *87719 Mindelheim*, Tel.: 08261-31 93 oder 40 22

Caritas Kurzzeitpflegestation, Unterer Markt 5, *95666 Mitterteich*, Tel.: 09633-20 41

Tagespflege Mössingen, Falltorstr. 67, *72116 Mössingen*, Tel.: 07473-2 34 40

Deutsche Alzheimer Gesellschaft e. V., Mauerkircherstr. 21, 81679 München

Alzheimer Gesellschaft München e.V., Richard-Strauß-Str. 34, *81677 München*, Tel.: 089-47 51 85

Ev. Sozialstation Tagespflege, Wintersteinstr. 2, *80933 München*, Tel.: 089-31 40 01-64

Tagespflege, Rümannstr. 60, *80804 München*, Tel.: 089-30 47 47

Tagespflege der Arbeiterwohlfahrt, Gravelottestr. 6–8, *81667 München*, Tel.: 089-48 00 99 25

Tagespflege im Sozialzentrum Moosach; Gubestr. 3–5, *80992 München*, Tel.: 089-1 41 50 66

Tagespflege Mitterfeldstraße, Mitterfeldstr. 20, *80689 München*, Tel.: 089-5 80 91 14

Alzheimer Gesellschaft Münster, Deutsches Sozialwerk, Begegnungsstätte Altes Backhaus, Coerdestraße 36 a, *48147 Münster*, Tel.: 0251-27 42 55

Tagespflegeheim im »Heckmannshof«, Heckmannweg 74, *48165 Münster*, Tel.: 0251-71 99 55

Kurt-Burckhardt-Haus, Hüttenstr. 26 a, *41466 Neuss*, Tel.: 02131-4 79 51

Angehörigenselbsthilfegruppe Neu-Ulm der Alzheimer-Gesellschaft München e.V., Johann-Strauß-Str. 32, *89231 Neu-Ulm*, Tel.: 0731-7 51 90

Tagespflege Niefern, Im Haus der Diakonie, Lindenstr. 6, *75223 Niefern-Öschelbronn*, Tel.: 07233-61 24

Ärztliche Beratungsstelle für ältere Bürger und ihre Angehörigen, Rüsternweg 26 a, *22846 Norderstedt*, Tel.: 040-5 25 40 11

SOFA/Sozialpsychiatrischer Dienst für alte Menschen, Neckartailfinger Straße 20, *72622 Nürtingen-Neckarhausen*, Tel.: 07022-5 90 91

Angehörigenberatung e.V., Nachbarschaftshaus Gostenhof, Adam-Klein-Straße 6, *90429 Nürnberg*, Tel.: 0911-26 61 26

Albert-Schweitzer-Haus, Eichendorffstraße 41, *90491 Nürnberg*, Tel.: 0911-59 20 64

BRK Seniorenheim »Am Zeltner Schloß«, Phillipp-Kittler-Straße 25, *90480 Nürnberg*

BRK-Tagespflegeheim, Nunnenbeckstraße 49, *90489 Nürnberg*

Caritas-Tagespflegeheim, Mendelstraße 34, *90429 Nürnberg*

Tagespflege im ev. Altenzentrum, Hallunstr. 26 – 28, *45739 Oer-Erkenschwick, Tel.: 02368-694-0*

Tagespflegeheim der Stadt Offenbach, Goerdelerstr. 5, *63071 Offenbach*, Tel.: 069-80 65-23 15 oder -20 97

Tagesbetreuung im Bischof-Lilje-Altenzentrum, Rehmstr. 81, *49080 Osnabrück*, Tel.: 0541-8 30 16

Tagespflegehaus St. Kilian, Kilianstr. 72, *33018 Paderborn*, Tel.: 05251-7 12 53

Beratungsstelle für psychische Gesundheit, Beratung und Selbsthilfegruppe, Nicolastraße 12 d, *94032 Passau*, Tel.: 0851-7 11 00 43

Pension auf Zeit der ökomenischen Sozialstation Peißenberg, Zur Alten Berghalde 1, *82380 Peißenberg*

Angehörigengruppe Püttlingen, Ritterstr. 31, *66346 Püttlingen*, Tel.: 06898-6 64 72 oder 6 54 25

Kontaktadresse bei der AOK Ravensberg, AOK Ravensberg, Sozialer Dienst, Welfenstraße 2, *88212 Ravensburg*, Tel.: 07511-371-137

Selbsthilfegruppe für Angehörige von Alzheimer-Patienten der Alzheimer Gesellschaft München e.V., Hafnerstr. 54, *93051 Regensburg*, Tel.: 0941-9 97 70 66 oder 79 69 66-244

ASB Regensburg Tagespflege, Würmstr. 2, *93057 Regensburg*, Tel.: 0941-4 04 62

Angehörigengruppe Regensburg, Hafnersteig 54, *93051 Regensburg*, Tel.: 0941-99 77 06

Alzheimer Gesellschaft Rotenburg e.V., Goethestraße 19, *27356 Rotenburg/Wümme*, Tel.: 04261-40 66

Alzheimer Gesellschaft Siegen e.V., Heeserstraße 8, *57072 Siegen*, Tel.: 0271-210-91, -92

Angehörigengruppe Siegen, Eisenhüttenstraße 29, *57074 Siegen*, Tel.: 0271-6 22 93

Tagespflege im Ev. Altenheim Singen e.V., Anton-Bruckner-Str. 41, *78224 Singen*, Tel.: 07731-401-143

Tagespflegeheim, Corinthstr. 16–18, *42719 Solingen-Wald*

Seniorenwohn- und Pflegeheim »Am Entenmoos«, *87527 Sonthofen*

Tagesbetreuung »Haus Heidberg«, Am Heidberg 10, *21682 Stade*, Tel.: 04141-8 56 56

Angehörigengruppe für pflegende Angehörige von Altersverwirrten, Amt für soziale Dienste, Kreis Steinfurt, Tecklenburger Straße 10, *48565 Steinfurt*, Tel.: 02551-69 28 51

Selbsthilfegruppe Steinheim, Im Lüttgenfeld 8, *32839 Steinheim*, Tel.: 05233-74 63

Angehörigengruppe Stuttgart, Breitscheidstraße 4, *70174 Stuttgart*, Tel.: 0711-20 50 42 80

Dienste für seelische Gesundheit, Alzheimer-Beratungsstelle, Büchsenstraße 34–36, *70174 Stuttgart*, Tel.: 0711-20 54-374

Altentagesheim der Altenwohnanlage Goslarer Straße, Goslarer Str. 81, *70499 Stuttgart*, Tel.: 0711-8 89 20 31

Altentagesheim Haus Schönberg, Röhrlingsweg 3, *70599 Stuttgart*, Tel.: 0711-47 50 68

Altentagespflege der Else-Heydlauf-Stiftung, Mönchsbergstr. 111, *70435 Stuttgart*, Tel.: 0711-87 50 21

Altentagespflege Zentrum im Falkert, Silberburgstr. 91, *70176 Stuttgart*, Tel.: 0711-6 19 26-68

Caritas Fördergruppe, Wagnerstr. 35, *70182 Stuttgart*

Evangelische Gesellschaft, Alzheimer Initiative, Büchsenstr. 34, *70174 Stuttgart*, Tel.: 0711-20 54-374

TPH im Haus St. Monika, Seeadlerweg 7–11, *70378 Stuttgart*, Tel.: 0711-53 10 61

Tagespflege im »Heim am Kappelberg«, Stettener Straße 23–25, *70734 Fellbach*, Tel.: 0711-5 75 41-33

Bürgerheim, Langegasse 58, *72070 Tübingen*

Elias-Schrenk-Haus, Brückenstr. 24, *78532 Tuttlingen*, Tel.: 07461-7 10 48

Gruppe für Angehörige pflegebedürftiger Menschen, Zimmermannstr. 10, *29525 Uelzen*, Tel.: 0581-1 61 75

Tagespflegestätte der Caritas »St. Bilhildis«, Kirchstr. 36, *97209 Veitshöchheim*, Tel.: 0931-92 86 68

TPH im Elisabeth-Stift, Krankenhausstr. 19, *42555 Velbert*, Tel.: 02052-60 70

Johanna-Kirchner-Haus, Kirchbergstr. 20, *66333 Völklingen-Wehrden*, Tel.: 06898-2 24 62

Haus Emilie GmbH, Alten- und Pflegeheim, Kirchbergstr. 20, *66333 Völklingen-Wehrden*, Tel.: 06898-2 24 62

Tagespflegestätte für ältere Menschen, Stettiner Str. 12, *79576 Weil am Rhein*, Tel.: 07621-79 22 11

Angehörigengruppe Wetzlar, Sozialamt der Stadt Wetzlar, Karl-Kellner-Ring 23, *35576 Wetzlar*, Tel.: 06441-40 55 33

TPH im Moritz-Lang-Haus, Karl-Arnold-Str. 13, *65199 Wiesbaden*, Tel.: 06121-31 76 52

Deutsches Rotes Kreuz, Sozialdienste GmbH, Rathenaustraße 18, *67547 Worms*, Tel.: 06241-30 09 80

Alzheimer Gesellschaft Würzburg/Unterfranken e.V., Universitätsnervenklinik, Füchsleinstraße 15, *97080 Würzburg*, Tel.: 0931-203-1

Selbsthilfegruppe über IKOS im Rathaus der Stadt *97070 Würzburg*, Tel.: 0931-3 74 68

Seniorentagespflegestätte, Malteser Hilfsdienst, Gabelsberger Str. 2a, *97080 Würzburg*, Tel.: 0931-7 11 00

Niedersächsisches Landeskrankenhaus Wunsdorf, Sozialdienst, Südstraße 25, *31515 Wunsdorf*, Tel.: 05031-17 21

Alzheimer Selbsthilfegruppe Wuppertal, Löhrerlen 60, *42279 Wuppertal*, Tel.: 0202-64 53 70 oder 71 50 47

Literatur

Adelstein AM, Downham DY, Stein Z, Susser M (1968) The epidemiology of mental illness in an English city. Soc Psychiat 3: 47–59

Allard A, Signoret J-L, Stalleicken D (1985) Alzheimer-Demenz. Springer, Berlin Heidelberg New York, S. 17–23

Alzheimer A (1906) Über einen eigenartigen schweren Krankheitsprozeß der Hirnrinde. Neurol Centralbl 25: 1134

Alzheimer A (1907) Über eine eigenartige Hirnrinde. Allg Z Psychiat 64: 146–148

Alzheimer A (1911) Über eigenartige Krankheiten des späteren Alters. Z Ges Neurol Psychiat 4: 356–385

Amaducci LA, Fratiglioni L, Rocca WA, Fieschi C, Livrea P, Pedone D, Bracc L, Lippi A, Gandolfo C, Bino G, et al. (1986) Risk factors for clinically diagnosed Alzheimer's disease: a case-control study of an Italian population. Neurology 36: 922–931

Anthony JC, LeResche L, Niaz U, von Korff MR, and Folstein MF (1982) Limits of the Mini-mental state as a screening test for dementia and delirium among hospital patients. Psychol Med 12: 397–408

Arendt T, Schugens MM, Marchbanks RM (1990) Reversible inhibition of acetylcholine synthesis and behavioural effects caused by 3-bromopyruvate. J Neurochem 55: 1474–1491

Baron JC, Lebrun-Grandie P, Collard P et al. (1982) Noninvasive measurement of blood flow, oxygen consumption, and glucose utilization in the same brain regions in man by positron emission tomography: concise communication. J Nucl Med 23: 391–399

Benson DF, Kuhl DE, Hawkins RA, Phelps ME, Cummings JL, Tsai SY (1983) The flourodeoxy-glucose ^{18}F scan in Alzheimer's disease and multi infarct dementia. Arch Neurol 40: 711–714

Bergmann K, Kay DWK, McKechnie AA, Foster E, Roth M (1971) A follow-up study of randomly selected community residents to assess the effects of chronic brain syndrome. Excerpta Medica Int Congr (Ser 274), Amsterdam, Excerpta Medical

Beyreuther K (1991) Die Alzheimer Krankheit. Brain Tribune 9: 1–2

Bickel H, Schreiter U (1987) Häufigkeit von Demenzen: epidemiologische Daten. Münchener Med Wochenschr 129: 741–745

Bird TD, Lampe TH, Nemens EJ, Miner GW, Sumi SW, Schellenberg GD (1988) Familial Alzheimer's disease in American descendents of the Volga Germans: probable genetic founder effects. Ann Neurol 23: 25–31

Björklund A, Gage FJ, Stenevi U, Dunnett SB, Kelly PAT (1985) Intracerebral neural grafting in animal models of aging brain: strategies, rationale and preliminary results. Dan Med Bull 32: 35–39

Blessed G, Tomlinson BE, Roth M (1968) The association between quantitative measures of dementia and of senile changes in the cerebral grey matter of elderly subjects. Br J Psychiat 114: 797–811

Bowen DM, Smith CB, White P, Davison AN (1976) Neurotransmitter-related enzymes and indices of hypoxia in senile dementia and other abiotrophies. Brain 99: 456–496

Bowen DM, White P, Spillane JA, Goodhardt MJ, Curzon G, Iwangoff P, Meier-Ruge W, Davison AN (1979) Accelerated Aging or selective neuronal loss as an important cause of dementia? Lancet I: 11–14

Braak H, Braak E, Grundke-Iqbal J, Iqbal I, Iqbal K (1986) Occurrence of neuropil threads in the senile human brain and in Alzheimer's disease: a third location of paired helical filaments outside of neurofibrillary tangles and neuritic plaques. Neurosci Lett 24, 65 (3): 351–355

Brun A, Englund E (1981) Regional pattern of degeneration in Alzheimer's disease: neuronal loss and histopathological grading. Histopathology 5: 549–564

Brun A, Gustafson L (1978) Limbic lobe involvement in presenile dementia. Arch Psychiat Nervenkr 226: 76–93

Bruno G, Mohr E, Gillespie M, Fedio P, Chase TN (1986) Muscarinic agonist therapy of Alzheimer's disease. A clinical trial of RS-86. Arch Neurol 43: 659–661

Busse EW, Obrist WD (1963) Significance of focal electroencephalographic changes in the elderly. Postgrad Med J 34: 179–182

Candy JM, Oakley AE, Klinowski J, Carpenter TA, Perry RH, Atack JR, Perry EK, Blessed G, Fairbain A, Edwardson JA (1986) Aluminosilicates contribute to senile plaque formation in Alzheimer's disease. Lancet I: 354–356

Christian W (1982) Klinische Elektroenzephalographie, Lehrbuch und Atlas. Thieme, Stuttgart

Cooper B, Sosna U (1983) Psychische Erkrankung in der Altenbevölkerung. Eine epidemiologische Feldstudie in Mannheim. Nervenarzt 54: 239–249

Cooper C, Martyn CN (1991) Relationship among aluminum, osteoporosis, and Alzheimer's disease [letter]. Calcif Tissue Int 49 (2): 144–145

Corsellis JAN (1962) Mental illness and the aging brain. Oxford Univ Press, London

Corsellis JAN (1969) The pathology of dementia. Br J Hospit Med 2: 695–702

Cramer H, Schaudt D, Rissler K, Strubel D, Warter JM, Kuntzmann F (1985) Somatostatin-like immunoreactivity and substance-P-like immunoreactivity in the CSF of patients with senile dementia of Alzheimer type, multi-infarct syndrome and communicating hydrocephalus. J Neurol 232: 346–351

Crapper DR, Quittkat S, Krishnan SS, Dalton AJ, DeBoni U (1980) Intranuclear aluminum content in Alzheimer's disease, dialysis encephalopathy, and experimental aluminum encephalopathy. Acta Neuropathol (Berlin) 50: 19–24

Crook T, Bartus RT, Ferris SH, Whitehouse P, Cohen GD, Gershon S (1986) Age associated memory impairment: proposed diagnostic criteria and measures of clinical change–Report of a National Institute of Mental Health work group. Dev Neuropsychol 2: 261–276

Cross AJ, Slater P, Simpson M, Royston C, Deakin JF, Perry RH, Perry EK (1987) Sodium dependent D-[3H]aspartate binding in cerebral cortex in patients with Alzheimer's and Parkinson's diseases. Neurosci Lett 18: 213–217

Cummings JL, Benson DF (1983) Dementia: a clinical approach. Butterworth, Boston

Cutler NR, Haxby JV, Duara R, Grady CL, Kay AD, Kessler RM, Sundaram M, Rapoport SI (1985): Clinical history, brain metabolism, and neuropsychological function in Alzheimer's disease. Ann Neurol 18: 298–309, 1985

Davies P, Terry RD (1981) Cortical somatostatin-like immunoreactivity in cases of Alzheimer's disease and senile dementia of the Alzheimer type. Neurobiol Aging 2: 9–14

DeCarli C, Kaye JA, Horwitz B, Rapoport SI (1990) Critical analysis of the use of computer-assisted transverse axial tomography to study human brain in aging and dementia of the Alzheimer type. Neurology 40: 872–883

DeLeon MJ, Ferris SH, George AE, Christman DR, Fowler JS, Gentes CI, Reisberg B, Gee B, Kricheff II, Emmerich M, Yonekura Y, Brodie J, Wolf AP (1983) Positron emission tomography studies of aging and Alzheimer's disease. Am J Nucl Neuroradiol 4: 568–571

DeLeon MJ, McRae T, Tsai JR, George AE, Marcus DL, Freedman M, Wolf AB, McEwen B (1988) Abnormal cortisol response in Alzheimer's disease linked to hippocampal atrophy. Lancet II: 391–392

De Souza EB, Whitehouse PJ, Kuhar MJ, Price DL, Vale WW (1986) Reciprocal changes in corticotropin-releasing factor (CRF)-like immunoreactivity and CRF receptors in cerebral cortex of Alzheimer's disease. Nature (London) 319: 593–595

Diagnostic and Statistical Manual of Mental Disorders (1989) Third Ed., Revised; Deutsche Bearbeitung; Beltz, Weinheim

Dierks T, Perisic J, Frölich L, Ihl R, Maurer K (1991) Correlation between topography of qEEG and severity of dementia of Alzheimer type (DAT). Psychiatry Res (Neuroimaging) 40: 181–194

Eberbach WH, Schuler H (1982) Zur Aufklärungspflicht bei psychologischen Experimenten. Jur Z 10: 356–363

Erzigkeit H (1989) Der SKT – Ein Kurztest zur Erfassung von Gedächtnis- und Aufmerksamkeitsstörungen. Beltz, Weinheim

Erzigkeit H (1989) The SKT-A short cognitive performance test as an instrument for the assessment of clinical efficacy of cognitive enhancers. In: Bergener M, Reisberg B (eds) Diagnosis and treatment of senile dementia. Springer, Berlin Heidelberg New York, pp 164–174

Ferrier IN, Cross AJ, Johnson JA et al. (1983) Neuropeptides in Alzheimer type dementia. J Neurol Sci 62: 159–170

Folstein M, Folstein S, McHugh PR (1975) Mini-mental state: A practical method for grading the cognitive state of patients for the clinician. J Psychiat Res 12: 189–198

Foster NL, Chase TN, Mansi L, Brooks R, Fedio P, Patronas NJ, DiChiro G (1984) Cortical abnormalities in Alzheimer's disease. Ann Neurol 16: 649–654

Frackowiack RSJ, Lenzi GL, Jones T et al. (1980) Quantitative measurement of regional cerebral blood flow and oxygen metabolism in man using oxygen-15 and positron emission tomography: theory, procedure and normal values. J Comput Assist Tomogr 4: 727–736

Frackowiack RSJ, Pozzili C, Legg NNJ, Du Boulay GH, Marshall J, Lenzi GL, Jones T (1981) Regional cerebral oxygen supply and utilization in dementia: a clinical and physiological study with oxygen-15 and positron tomography. Brain 104: 753–778

Friedland RP, Jagust WJ, Huesman RH, Koss E, Knittel B, Matthis CA, Ober BA, Mazoyer BM, Budinger TF (1989) Regional cerebral glucose transport and utilization in Alzheimer's disease. Neurology 39: 1427–1434

Frölich L, Hoyer S (1988) Epidemiologie und Pathobiochemie primär degenerativer und vaskulärer Genese. In: Weitbrecht W-U (Hrsg) Diagnose, Differentialdiagnose und Therapie dementieller Erkrankungen. Springer, Berlin Heidelberg New York Tokyo, S 26–43

Frölich L, Eilles C, Ihl R, Maurer K, Lanczik M (1989) Stage-dependent reductions of regional cerebral blood flow measured by HMPAO-SPECT in dementia of Alzheimer type. Psychiatr Res 29: 347–350

Frölich L, Strauss M, Kornhuber J, Hoyer S, Sorbi S, Riederer P, Amaducci L (1990) Changes in pyruvate dehydrogenase complex (PDHc) activity and [3H]QNB-receptor binding in rat brain subsequent to intracerebroventricular injection of bromopyruvate. J Neural Transm [P-D Sect] 2: 169–178

Frölich L, Kornhuber J, Ihl R, Fritze J, Riederer P, Maurer K (1991) Integrity of the blood-brain barrier in dementia of Alzheimer type. Studies on CSF and serum proteins. Eur Arch Psychiat Clin Neurosci 240: 363–366

Frölich L, Ihl R, Maurer K, Hoyer S (1992) Glucose- und Sauerstoffwechsel bei Demenz vom Alzheimer-Typ. In: Lungershausen E (Hrsg.) Demenz: Herausforderung für Forschung, Medizin und Gesellschaft. Springer, Heidelberg etc. pp 76–86

Frölich L, Riederer P (1992) Demenz vom Alzheimer-Typ. Biochemische Befunde und ätiologische Hypothesen. Endlich Therapieansätze in Aussicht? Therapiewoche 42: 500–505

Furtmayr-Schuh (1990) Das große Vergessen. Die Alzheimer-Krankheit. Kreuz, Zürich

Gibson GE, Jope R, Blass JP (1975) Decreased synthesis of acethylcholine accompanying impaired oxidation of pyruvic acid in rat brain minces. Biochem J 184: 17–23

Gjedde A (1987) Does Deoxyglucose uptake in the brain reflect energy metabolism. Biochem Pharmacol 36: 1853–1861

Glenner GG, Wong CW (1984) Alzheimer's disease: Initial report of the purification and characterization of a novel cerebrovascular amyloid protein. Biochem Biophys Res Commun 120: 885–890

Glenner GG, Wong CW (1985) Alzheimer's disease and Down's syndrome: sharing of a unique cerebrovascular amyloid fibril protein. Biochem Biophys Res Commun 122: 1131–1135

Goate A, Chartier A, Harlin MC, Mullan M, Brown J, Crawford F, Fidani L, Giuffra L, Haynes A, Irving N, James L et al. (1991) Segregation of a missense mutation in the amyloid precursor protein gene with familial Alzheimer's disease. Nature (London) 349: 704–706

Gottfries CG, Adolfsson R, Quilonius SM, Carlsson A, Eckernäs SA, Nordberg A, Oreland L, Svennerholm L, Wiberg A, Winblad B (1983) Biochemical changes in dementia disorders of Alzheimer type (AD/SDAT). Neurobiol Aging 4: 261–271

Gottfries CG, Brane G, Steen G (1982) An assessment scale for demented patients. Gerontology 28: Suppl 2, 20–31

Gottstein U, Müller W, Berghoff W et al. (1971) Zur Utilisation von nicht-veresterten Fettsäuren und Ketonkörpern im Gehirn des Menschen. Klin Wochenschr 49: 406–411

Grützner H (1992) Alzheimersche Krankheit. Ein Ratgeber für Angehörige und Helfende. Psychologie Verlags-Union, Weinheim

Gusella JF, Wexler NS, Conneally PM, Naylor SL, Anderson MA, Tanzi RE, Watkins PC, Ottina K, Wallace MR, Sakaguchi AY, et al. (1983) A polymorphic DNA marker genetically linked to Huntington's disease. Nature (London) 306: 234–238

Gutzmann H, Kanowski S, Krüger H, Urban R, Ciompi L (1989) Das AGP-System. Springer, Berlin Heidelberg New York

Hachinski VC, Illiff LD, Zilkha E, DuBoulay GH, McAllister VL, Marshall R, Ross-Russell RW, Symon L (1975) Cerebral blood flow in dementia. Arch Neurol 32: 632–637

Häberle GF, Müllers-Stein M (1993) Zur Eignung stationärer Betreuungseinrichtungen für Demenzkranke. Deutsche Alzheimer Gesellschaft, München

Hagnell O, Lanke J, Rosman B (1982) Increasing prevalence and decreasing incidence of age psychoses. A longitudinal epidemiological investigation of a Swedish population. The Lundby study. In: Magnussen G, Nielsen J, Buch J (eds) Epidemiology and prevention of mental illness in old age. EGV, Hellerup, Denm

Hamilton M (1960) A rating scale for depression. J Neurol Neurosurg Psychiat 23: 56–62

Haxby JV, Duara R, Grady CL, Cutler NR, Rapoport SI (1985) Relations between neuropsychological and cerebral metabolic asymmetries in early Alzheimer's disease. J Cerebral Blood Flow Metab 5: 193–200

Haxby JV, Grady CL, Duara R, Schlageter N, Berg G, Rapoport SI (1986) Neocortical metabolic abnormalities precede nonmemory cognitive defects in early Alzheimer's-type dementia. Arch Neurol 43: 882–885

Heiss WD (1984) Diagnosemethoden beim hirnorganischen Psychosyndrom. Scripta Medica Merck

Heiss WD, Beil C, Herholz K, Pawlik G, Wagner R, Wienhard K (1985) Atlas der Positronen-Emissions-Tomographie des Gehirns. Springer, Berlin Heidelberg New York

Helgason L (1977) Psychiatric services and mental illness in Iceland. Acta Psychiat Scand, Suppl 268

Henderson AS (1990) Epidemiology of dementia disorders. Adv Neurol 51: 15–25

Henderson AS, Henderson J (1988) Etiology of dementia of Alzheimer's type. Dahlem Konferenzen. John Wiley & Sons, Chichester

Herrschaft H (1992) Nicergolin. In: Riederer P, Laux G, Pöldinger W (Hrsg) Neuro-Psychopharmaka, Bd. 5. Springer, Wien, S 313–324

Hippius H, Hoff P (1986) Aloys Alzheimer. Münchner Med Wochenschr 128: 180–184

Hirano A, Dembitzer HM, Kurland LT (1968) The fine structure of some intraganglionic alterations. J Neuropathol Exp Neurol 27: 167–182

Hoyer S (1978) Blood flow and oxidative metabolism of the brain in different phases of dementia. In: Katzman R, Terry RD, Bick KL (eds) Alzheimer's disease: senile dementia and related disorders. Raven, New York, pp 219–226

Hoyer S, Österreich K, Wagner O (1988) Glucose metabolism as the site of the primary abnormality in early-onset dementia of Alzheimer's type. J Neurol 235: 143–148

Hoyer S, Nitsch R (1989) Cerebral excess release of neurotransmitter amino acids subsequent to reduced cerebral glucose metabolism in early-onset dementia of Alzheimer type. J Neural Transm 75: 227–232

Huk WJ, Gademann GFE, Fridmann G (1988) Magnetic resonance imaging of central nervous system diseases. Springer, Berlin Heidelberg New York

Ihl R, Dierks T, Martin EM, Frölich L, Maurer K (1992) Die Bedeutung des EEG bei der Früh- und Differentialdiagnose der Demenz vom Alzheimer-Typ. Fortschr Neurol Psychiatr. 60: 451–486

Ihl R, Frölich L (1991) Die Reisberg-Skalen. Beltz, Weinheim

Ihl R, Frölich L, Dierks T, Martin EM, Maurer K (1992) Differential validity of psychometric tests in dementia of the Alzheimer type. Psychiatry Res 44: 93–106

Ihl R, Weyer G (1993) Die Alzheimer's Disease Assessment Scale. Beltz, Weinheim

Internationale Klassifikation psychischer Störungen (ICD-10). Klinisch-diagnostische Leitlinien. Dilling H, Mombour W, Schmidt MH (Hrsg.) Hans Huber, Bern etc. 1991

Jellinger K (1990) Morphology of Alzheimer's disease and related disorders. In: Maurer K, Riederer P, Beckmann H (eds) Alzheimer's disease, epidemiology, neuropathology, neurochemistry, and clinics. Springer, Berlin Heidelberg New York, pp 61–77

Jorm B (1985) Subtypes of Alzheimer's dementia: a conceptual analysis and critical view. Psychol Med 15: 543–553

Jorm AF, Korten AE, Henderson AS (1987) The prevalence of dementia: a quantitative integration of the literature. Acta Psychiat Scand 76: 465–479

Kalaria RN, Harik SI (1989): Reduced Glucose Transporter at the blood-brain barrier and in cerebral cortex in Alzheimer Disease. J Neurochem 53: 1083–1088

Kam T, van der Mol F, Wimmers M (1971) Beoordelingsschool voor ondere geriatrische Patienten. Van Logham, Slaterns NL

Kaneko Z (1975) Care in Japan. In: Howells JG (ed) Modern perspectives in psychiatry of old age. Brunner Mazell, New York, pp 519–539

Kang J, Lemaire HG, Unterbeck A, Salbaum JM, Masters CL, Grzeschik KH, Multhaup G, Beyreuther K, Müller-Hill B (1987) The precursor of Alzheimer's disease amyloid A4 protein resembles a cell-surface receptor. Nature (London) 325: 733–736

Kanowski S, Fischhof PK, Grobe-Einsler R, Wagner G, Litschauer G (1990) Efficacy of xantinolnicotinate in patients with dementia. Pharmacopsychiatry 23: 118–124

Katzman R (1976) The prevalence and malignancy of Alzheimer disease. Arch Neurol 33: 217–218

Kay DWK, Bergmann K, Foster EM, McKechnie AG, Roth M (1970) Mental illness and hospital usage in the elderly: a random sample followed-up. Compr Psychiat 2: 26–36

Kemper T (1984) Neuroanatomical and neuropathological changes in normal aging and in dementia. In: Albert M (ed) Clinical neurology of aging. Oxford Univ Press New York

Kessler J, Herholz K, Grond M, Heiss WD (1991) Impaired metabolic activation in Alzheimer's disease: a Pet study during continuous visual recognition. Neuropsychologica 29: 229–243

Kitaguchi N, Takahashi Y, Tokushima Y, Sjiojiri S, Itto H (1988) Novel precursor of Alzheimer's disease amyloid protein shows protease inhibitory activity. Nature (London) 331: 530–532

Krämer G (1989) Alzheimer-Krankheit. Thieme, Stuttgart

Kuhl DE, Metter EJ, Riege WH, Hawkins RA (1984) The effect of normal aging on patterns of local glucose utilisation. Ann Neurol 15 (Suppl) S133–S137

Lang C (1990) Alzheimer-Demenz. Fortschr Med 33

Lang C, Herholz K, Huk W, Feistel H (1990) Die diagnostische Differenzierung dementieller Erkrankungen durch moderne bildgebende Verfahren. Fortschr Neurol Psychiat 58: 380–398

Lassen NA, Feinberg I, Lane MH (1960) Bilateral studies of cerebral oxygen uptake in young and gaed normal subjects and in patients with organic dementia. J Clin Invest 39: 491–500

Laufs A (1990) Die Entwicklung des Arztrechts. N Jur Wochenschr 24: 1507–1513

Lehrl S (1977) Manual zum MWT-B. Perimed, Erlangen

Luxenberg JS, Haxby JV, Creasey H, Sundaram M, Rapoport SI (1987) Rate of ventricular enlargement in dementia of the Alzheimer type correlates with rate of neuropsychological deterioration. Neurology 37: 1135–1140

Martignoni E, Bono G, Blandini F, Sinforiani E, Merlo P, Nappi G (1991) Monoamines and related metabolite levels in the cerebrospinal fluid of patients with dementia of Alzheimer type. Influence of treatment with L-deprenyl. J Neural Transm [P-D Sect] 3: 15–25

Masters CL, Beyreuther K (1986) Amyloid filaments in Alzheimer's disease. Psychol Med 16: 735–737

Masters CL, Multhaup G, Simms G, Pottgiesser J, Martins RN, Beyreuther K (1985) Neuronal origin of a cerebral amyloid: neurofibrillary tangles of Alzheimer's disease contain the same protein as the amyloid of plaque cores and blood vessels. EMBO J 4: 2757–2763

Maurer K, Dierks T (1991) Atlas of brain mapping–topographic mapping of EEG and evoked potentials. In: Maurer K, Dierks T (eds) Atlas of brain mapping. Springer, Berlin Heidelberg etc.

Maurer K, Lowitsch K, Stöhr M (1990 a) Evozierte Potentiale. Enke, Stuttgart

Maurer K, Dierks T, Ihl R (1990 b) Brain-mapping–topographic mapping of electrical cerebral activity and pyritinol. Merck, Darmstadt

Maurer K, Dierks T, Strik W, Frölich L (1991) P300 topography in psychiatry and psychopharmacology. Brain Topography 3: 79–84
Mayeux R, Stern Y, Spanton S (1985) Heterogeneity in dementia of the Alzheimer type: evidence of subgroups. Neurology 35: 453–461
McKhann G, Drachman D, Folstein M et al. (1984) Clinical diagnosis of Alzheimer disease. Neurology 34: 939
Miller JD, deLeon MJ, Ferris SH, Kluger A, George AE, Reisberg B, Sachs HJ, Wolf AP (1987) Abnormal temporal lobe response in Alzheimer's disease during cognitive processing as measured by 11C-2-deoxy-D-glucose and PET. J Cerebr Blood Flow Metab 7: 248–251
Mohs RC, Davis KL (1982) A signal detectability analysis of the effect of physostigmine on memory in patients with Alzheimer's disease. Neurobiol Aging 3: 105–110
Mohs RC, Rosen WG, Davis KL (1983) The Alzheimer's disease assessment scale: an instrument for assessing treatment efficacy. Psychopharmacol Bull 19: 448–450
Molsä PK, Marttila RJ, Rinne UK (1982) Epidemiology of dementia in a Finnish population. Acta Neurol Scand 65: 541–552
Molsä PK, Paljärvi L, Rinne JO, Rinne UK, Säkö E (1985) Validity of clinical diagnosis in dementia: a prospective clinicopathological study. J Neurol Neurosurg Psychiat 48: 1085–1090
Montgomery SA, Åsberg M (1979) A new depression scale designed to be sensitive to change. Br J Psychiat 134: 382–389
Nielsen J (1962) Gerontopsychiatric period-prevalence investigation in a geographically delimited population. Acta Psychiat Scand 38: 307–330
Nielsen JA, Bjorn-Henriksen, Bork BR (1982) Incidence and disease expectancy for senile and arteriosclerotic dementia in a geographically limited Danish rural population. In: Magnussen G, Nielsen J, Buch J (eds) Epidemiology and prevention of mental illness in old age. EGV, Hellerup, Denm
Oefele K von (1992) Forensisch-psychiatrische Gesichtspunkte des neuen Betreuungsrechts. Tilia-Verlag Mensch und Medizin, Klingenmünster
Olbrich HM (1987) Ereigniskorrelierte Potentiale und Psychopathologie. Nervenarzt 58: 471–480
Oltersdorf T, Fritz LC, Schenk DB, Lieberburg L, Johnson-Wood KL, Beattie EC, Ward PJ, Blacher RW, Dovey HF, Sinha S (1989) The secreted form of the Alzheimer's amyloid precursor protein with the Kunitz domain is protease nexin-II. Nature (London) 341: 144–147
Oswald WD, Fleischmann UM (1986) NAI – Nürnberger Altersinventar. Psychol Inst Univ Erlangen, Nürnberg
Palacios JM, Boddeke HW, Pombo R, Villar E (1991) Cholinergic neuropharmacology: an update. Acta Psychiat Scand Suppl 366: 27–33
Perry EK, Perry RM, Blessed G, Tomlinson BE (1977) Necropsy evidence of central cholinergic deficits in senile dementia. Lancet I: 189
Perry EK, Tomlinson BE, Blessed G, Perry RH, Cross AJ, Crow TJ (1981) Neuropathological and biochemical observations on the noradrenergic system in Alzheimer's disease. J Neurol Sci 51: 279–287
Peters BM, Levin HS (1979) Effects of physostigmine and lecitin on memory in Alzheimer's disease. Ann Neurol 6: 219–221
Peters BH, Levin HS (1982) Chronic oral physostigmine and lecithin administration in memory disorders of aging. In: Corkin S, Davis KL, Growdon JH, Usdin E, Wurtman RJ (eds) Alzheimer's disease: a report of progress in research. (Aging, vol 19). Raven, New York, pp 421–426

Pittman J, Andrews H, Tatemichi T, Link B, Struening E, Stern Y, Mayeux R (1992) Diagnosis of dementia in a heterogeneous population. A comparison of paradigm-based diagnosis and physician's diagnosis. Arch Neurol 49: 461–467

Poremba M (1988) Demenz. In: Brandt T, Dichgans J, Diener H-C (Hrsg) Therapie und Verlauf neurologischer Erkrankungen. Kohlhammer, Stuttgart, S. 587–613

Raskin A, Crook T (1988) Mood scales – elderly. Psychopharmacol Bull 24: 727–732

Reisberg B, Ferris SH (1988) Brief Cognitive Rating Scale (BCRS). Psychopharmacol Bull 24: 629–636

Reisberg B (1986) Hirnleistungsstörungen. Beltz, Weinheim

Reisberg B, Ferris SH, deLeon MJ, Crook T (1982) The global deterioration scale (GDS): an instrument for the assessment of primary degenerative dementia (PDD). Am J Psychiat 139: 1136–1139

Reisberg B, London E, Ferris SH, Borenstein J, Scheier L, deLeon MJ (1983 a) The Brief Cognitive Rating Scale: language, motoric and mood concmitants in primary degenerative dementia. Psychopharmacol Bull 19: 702–708

Reisberg B, Schneck MK, Ferris SH, Schwartz GE, deLeon MJ (1983 b) The brief cognitive ratingscale (BCRS): findings in primary degenerative dementia (PDD). Psychopharmacol Bull 19: 47–50

Reisberg B, Ferris SH, deLeon MJ (1985) Senile dementia of the Alzheimer type: Diagnostic and differential diagnostic features with special reference to functional assessment staging. In: Traber J, Gispen WH (eds) Advances in applied neurological sciences, vol 2. Springer, Berlin Heidelberg New York, pp 99, 18–37

Reisberg B, Ferris SH, Steinberg G, Shulman E, deLeon MJ, Sinaiko E (1989) Longitudinal study of dementia patients and aged controls. In: Lawton MP, Herzog AR (eds) Special research methods for gerontology. Baywood, Amityville NY, pp 195–231

Riederer P (1991) Die Alzheimer Krankheit. Brain Tribune 9: 3–4

Roberts GW, Crow TJ, Pollack JM (1985) Location of neuronal tangles in somatostatin neurons in Alzheimer's disease. Nature (London) 314: 92–94

Rogers RL, Meyer JS, Mortel KF, Mahurin RK, Judd BW (1986) Decreased cerebral blood flow precedes multi-infarct dementia, but follows senile dementia of Alzheimer's type. Neurology 36: 1–6

Rosen WG, Terry RD, Fuld PA, Katzmann R, Peck A (1980) Pathological verification of ischemic score in differentiation of dementias. Ann Neurol 7: 486–488

Rosen WG, Mohs RC, Davis KL (1984) A new rating scale for Alzheimer's disease. Am J Psychiat 141: 1356–1364

Rupprecht R, Frölich L, Mergenthaler Th, Kornhuber J, Riederer P (1990) Glucocorticoid receptors (GR) on mononuclear leucocytes in Alzheimer's disease. Psychiatry Res 34: 237–241

Sapolsky RM, Krey LC, McEwen BS (1986) The neuroendocrinology of stress and aging: the glucocorticoid cascade hypothesis. Endocrine Rev 7: 284–301

Schellenberg GD, Bird TD, Wijsman EM, Moore DK, Boehnke M, Bryant EM, Lampe TH, Nochlin D, Sumi SM, Deeb SS et al. (1988) Absence of linkage of chromosome 21q21 markers to familial Alzheimer's disease. Science 241: 1507–1510

Selkoe DJ, Abraham C, Ihara Y (1982) Brain transglutaminase: In vitro crosslinking of human neurofilament proteins into insoluble polymers. Proc Natl Acad Sci USA 79: 6070–6074

Siesjö BK (1978) Brain energy metabolism. John Wiley & Sons, Chichester

Siesjö BK, Wieloch T (1985) Cerebral metabolism in ischaemia: Neurochemical basis for therapy. Br J Anaesth 57: 47–62

Sims NR, Bowen DM, Allen SJ, Smith CT, Neary D, Thomas DJ, Davison AN (1983) Presynaptic cholinergic dysfunction in patients with dementia. J Neurochem 40: 503–509

Skullerud K (1985) Variations in the size of the human brain. Influence of age, sex, body length, body mass index, alcoholism, Alzheimer changes, and cerebral atherosclerosis. Acta Neurol Scand Suppl 102: 1–94

Soininen H, Partanen VJ, Helkala EL, Riekkinen PJ (1982) EEG findings in senile dementia and normal aging. Acta Neurol Scand. 65: 59–70

Sofic E, Frölich L, Riederer P, Jellinger K, Heckers S, Beckmann H, Deinzer E, Pantucek F, Hebenstreit G, Ransmayr G (1991) Biochemical membrane constituents and activities of alkaline and acid phosphatase and cathepsin in cortical and subcortical brain regions in dementia of Alzheimer type. Dementia 2: 39–44

Sorbi S, Bird ED, Blass, JP (1983) Decreased pyruvate dehydrogenase complex activity in Huntington and Alzheimer brain. Ann Neurol 13: 72–78

St. George-Hyslop PH, Tanzi RE, Polinsky RJ, Haines JL, Nee L et al. (1987) The genetic defect causing familial Alzheimer's disease maps on chromosome 21. Science 235: 885–890

St. George-Hyslop PH, Haines JL, Farrer LA et al. (1990) Genetic linkage studies suggest that Alzheimer's disease is not a single homogeneous disorder. Nature (London) 347: 194–197

Summers WK, Majouski LU, Marsh GM et al. (1986) Oral tetrahydroaminoacridine in long-term treatment of senile dementia. N Engl J Med 315: 1241–1245

Sunderland T, Hill JL, Lawlor BA, Molchan SE (1988) NIMH Mood assessment scale (DMAS). Psychopharmacol Bull 24: 747–753

Tanzi RE, St. George-Hyslop P, Haines JL, Polinski RJ, Nee L, Foncin JF, Neve RL, McClarchey AI, Conneally PM, Gusella JF (1987 a) The genetic defect is not tightly linked to the amyloid-β-protein gene. Nature (London) 329: 156–157

Tanzi RE, Gusella GF, Watkin PC, Bruas GAP, St. George-Hyslop P, Van Keuren ML, Patterson D, Pagan S, Kurmit DN, Neve RI (1987 b) Amyloid-β-protein gene: cDNA, mRNA distribution and genetic linkage near the Alzheimer locus. Science 235: 880–884

Tanzi RE, McClatchey AL, Lamperti ED, Villa-Komaroff L, Gusella JF, Neve RL (1988) Protease inhibitor domain encoded by an amyloid protein precursor mRNA associated with Alzheimer's disease. Nature (London) 331: 528–530

Tariot PN, Sunderland T, Weingartner H, Murphy DL, Welkowitz JA, Thompson K, Cohen RM (1987 a) Cognitive effects of L-deprenyl in Alzheimer's disease. Psychopharmacology (Berlin) 91 (4): 489–495

Tariot PN, Cohen RM, Sunderland T, Newhouse PA, Yount D, Mellow AM, Weingartner H, Mueller EA, Murphy DL (1987 b) L-deprenyl in Alzheimer's disease. Preliminary evidence for behavioral change with monoamine oxidase B inhibition. Arch Gen Psychiat 44 (5): 427–433

Tomlinson BE, Blessed G, Roth M (1968) Observations on the brain of non-demented old people. J Neurol Sci 7: 331–356

Tomlinson BE, Blessed G, Roth M (1970) Observations on the brains of demented old people. J Neurol Sci 11: 205–242

Tomlinson BE, Henderson G (1976) Some quantitative cerebral findings in normal and demented old people. In: Terry RD, Gershon S (eds) Neurobiology of aging. Raven, New York, pp 88–94

Ulmar G (1991) Frühdiagnose der Demenz. Dtsch Med Wochenschr 116: 584–589

Varga M, Wortzmann G, Freedman M (1991) Assessment of cognitive impairment: the role of CT. Can J Neurol Sci 18: 129–131

Venn RD, Hamot HZ, Shader RI (1986) SCAG Fremdbeurteilungsskala. In: Internationale Skalen für Psychiatrie CIPS (Hrsg.) Beltz Test, Weinheim

Wettstein A (1991) Senile Demenz. Huber, Bern Stuttgart Toronto

Wettstein A, Spiegel R, Köppel-Hefti A (1984) Therapeutic trials with the muscarinic agonist RS 86 in patients with senile dementia of Alzheimer Type. In: Burrows GD, Norman TR (eds) Clinical and pharmacological studies in psychiatric disorders. 14th CINP Congr. Libbey, London, pp 268–272

Wettstein A, Aeppli J, Gautschi K, Peters M (1990) Failure to find a relationship between menestic skills of octogenarians and aluminum in drinking water. Int Arch Occup Environ Health 63: 97–103

Weyer G, Ihl R, Schambach M (1992) Alzheimer Disease Assessment Scale. Dt. Bearbeitung. Beltz Test GmbH, Weinheim

Wieck HH, Brückmann JU, Lang C, Blaha L (1982) Senile dementia. In: Platt D (ed) Geriatrics 1: Central nervous system. Springer, Berlin Heidelberg New York, pp 301–342

Wiese G (1977) Persönlichkeitsrechtliche Grenzen sozialpsychologischer Experimente. Festschrift Duden, S 719–747

Wolozin B, Davies P (1987) Alzheimer-related neuronal protein A68: Specificity and distribution. Ann Neurol 17: 573–577

Woolf NJ, Jacobs RW, Butcher LL (1989) The pontomesencephalotegmental cholinergic system does not degenerate in Alzheimer's disease. Neurosci Lett 96: 277–282

Yoshii F, Barker WW, Chang JY, Loewenstein D, Apicella A, Smith D, Boothe T, Ginsberg MD, Pascal S, Duara R (1988) Sensitivity of cerebral glucose metabolism to age, gender, brain volume, brain atrophy, and cerebrovascular risk factors. J Cerebr Blood Flow Metab 8: 654–661

Zimmermann P (1984) Einsatzmöglichkeiten der Elektroencephalographie (EEG) in der Gerontopsychiatrie. In: Heiss WD (Hrsg.) Diagnosemethoden beim hirnorganischen Psychosyndrom. Scripta Medica Merck 17; pp 65–75

Sachverzeichnis